기능해부로 보는 무릎통증의 원인과 치료

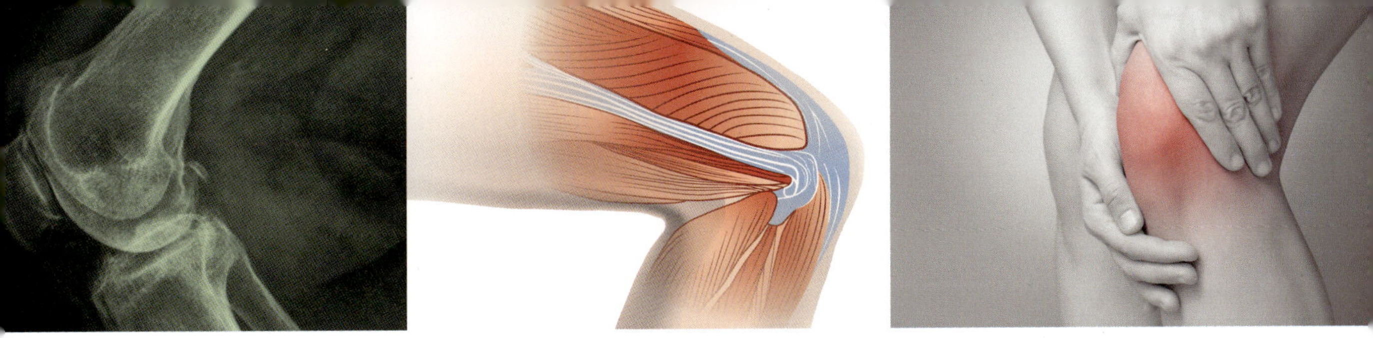

기능해부로 보는 무릎통증의 원인과 치료

Yoshikazu Akabane
정 효 준 · 서 준 원 옮김 | 이 도 윤 감수

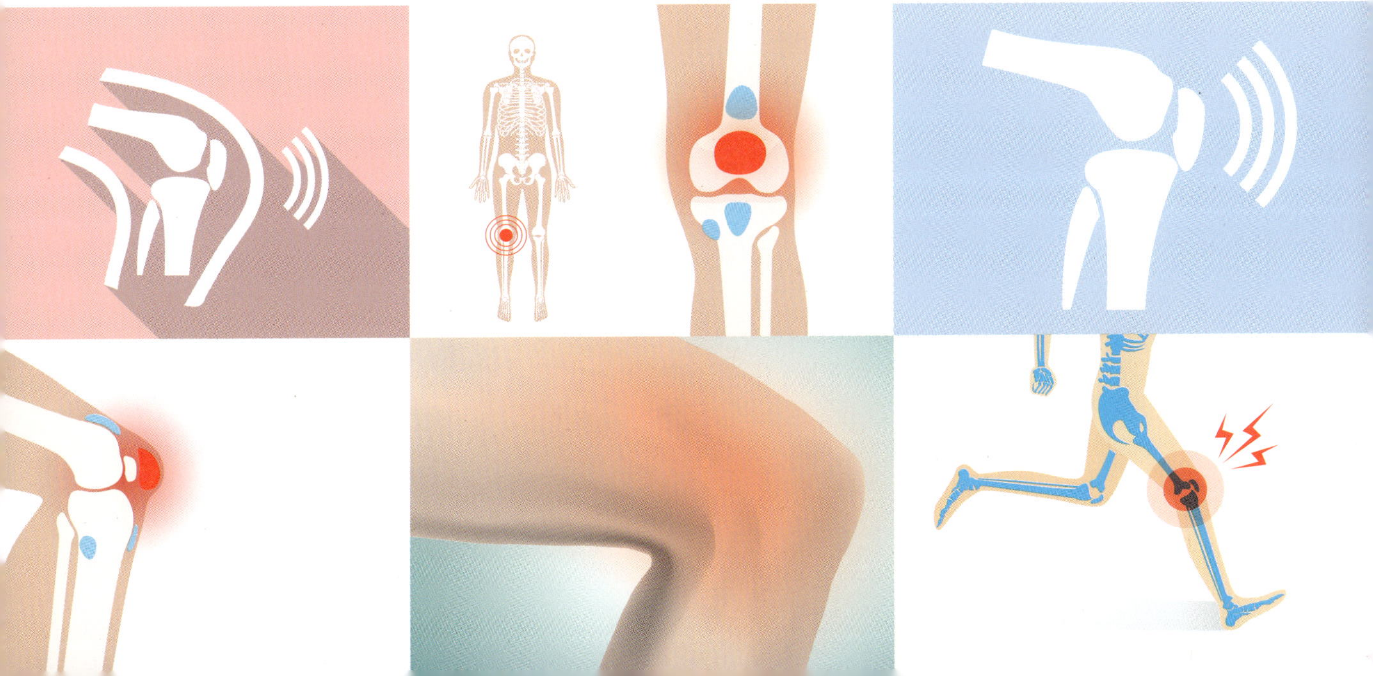

기능해부로 보는 무릎통증의 원인과 치료

발 행	2022년 4월 25일
지 은 이	Yoshikazu Akabane
옮 긴 이	정 효 준 · 서 준 원
감 수	이 도 윤
발 행 인	홍 성 혁
발 행 처	**신흥메드싸이언스**
기 획	이 영 열
디 자 인	박 은 경
주 소	서울시 강서구 마곡중앙1로 10, 907호 (마곡동 798-17, 한일노벨리아타워)
등록번호	제318-2007-000077호
전 화	02-6956-8670
팩 스	02-6956-8671
홈페이지	www.shmed.co.kr
I S B N	978-89-6498-078-1 93510
정 가	39,000원

옮긴이 서문

저는 무릎 통증을 호소하는 환자를 매일 진료하고 있습니다. 수술을 앞두거나 수술을 마친 말기의 무릎관절증을 비롯해 경증의 힘줄염이나 염좌 등의 다양한 질환을 마주하게 됩니다. 보통, 약물 처방, 물리치료, 주사 등의 보존적 치료를 유지하다가 호전이 없으면 상급병원에 정밀 검사와 치료를 의뢰하고 있습니다.

그런데 최근에는 이학적, 도수적 검사보다는 X-ray, 초음파, MRI(타원 검사)를 바탕으로 치료를 진행하는 경우가 많아진 것 같습니다. 하지만, 보존적 치료를 진행하는 데에는 영상보다 수기를 통한 검사가 더 중요하다고 생각합니다. 이전에 번역했던 '무릎통증 바이블'에서도 나왔던 내용이지만 '통증을 압통점으로 파악하고, 그 부위를 해부학적으로 인식하여 생역학적 부하를 분석한다'는 치료 방침대로 실천하려고 노력하고 있습니다. 그러던 중 이 책을 번역하며, 무릎의 수기치료에 더욱 실제적인 내용을 배우게 되었습니다. 좀 더 환자의 무릎을 관찰하고 촉진하여 통증의 원인을 파악하고 도수적으로 개선하고 환자 스스로도 케어할 수 있도록 교육하려고 합니다.

매일 무릎 질환을 진료하시는 다른 선생님들께도 도움이 될 것이라 자신합니다.

번역에 도움을 주신 선생님들과, 감수해주신 이도윤 원장님, 신흥메드사이언스 관계자 분들께 감사드립니다.

2022년 3월
수재활의학과 원장
정 효 준

감수의 글

이 책을 감수하며.

대학에서 오랫동안 공부하고 인턴과 레지던트 과정에서 많은 실습과 경험을 통해 이제 환자를 진찰하고 진단하고 치료할 때 자신있게 할 수 있을 것이라고 생각했습니다. 하지만 이론과 실습은 현실과 너무 달랐습니다. 책에서 봤던 전형적인 증상으로 딱 떨어지는 진단은 거의 없었고 치료에 대한 효과도 환자마다 너무 천차만별이었습니다. 이런 시행착오를 겪고 그럭저럭 질환과 치료를 이해하는데까지 수년이 걸렸으며 아직도 갈 길은 멀다고 생각하고 있던 중 기회가 되어 석계역에 위치한 수재활의학과 정효준선생님의 진료를 참관할 수 있었습니다. 5일간의 짧은 참관이었지만, 정선생님의 정확한 진단을 바탕으로 초음파 및 컴퓨터영상장치를 이용한 주사치료, 그리고 충격파나 도수치료를 통해 증상히 호전된 환자분들의 미소를 볼 수 있었으며 향후 저의 진료에 있어서도 큰 도움이 되었습니다.

바쁜 진료시간 뒤에 짬짬이 본인의 노하우를 정리하여 출간한 이 책을 보면서 제가 참관했던 것 이상으로 많은 내용이 정리되어 있어 이 책을 조금 더 일찍 만났더라면 하는 아쉬움이 가장 먼저 다가왔고, 다른 한편으로는 이 책을 일찍 읽게 될 후배분들이 부럽기도 했습니다. 이 책을 만나시는 분들은 질환에 대한 폭넓고 정확한 지식을 빠르게 습득할 것이고 이를 통해 제가 겪었던 그런 시행착오 없이 환자에게 가장 적절하고 최선의 치료를 할 수 있다고 확신합니다. 이 책을 보시는 모든 분들이 훌륭한 의사 혹은 치료사가 되기를 기원합니다. 감사합니다.

2022년 3월

서울튼튼정형외과의원 원장

이 도 윤

목 차

Step 3 무릎 내측면의 조직과 장애

Step 4 무릎 외측면의 조직과 장애

Step 5 슬와부의 조직과 장애

시작하며

본서는 해부 및 기능해부학적 관점으로 본 무릎관절 질환과 통증에 대해 설명한 도서로 기본적으로 통증을 치료하는 선생님들을 대상으로 작성되었습니다.

평소에 필자가 임상적으로 느끼고 있는 또는 자주 경험하는 사례를 소개하면서 해부학에 대해 해설하고, 이를 실천해서 사용할 수 있는 치료법을 소개합니다.

해부학 및 기능해부학적 지식은 적절한 평가와 적절한 치료를 실시하는 데 있어 바탕이 되기 때문에 잘 이해할 필요가 있습니다.

선생님들의 무릎관절 질환에 대한 치료 성적이 지금보다 더 높아질 것을 기대하고 구성하였으므로 임상에 활용해 보기를 바랍니다.

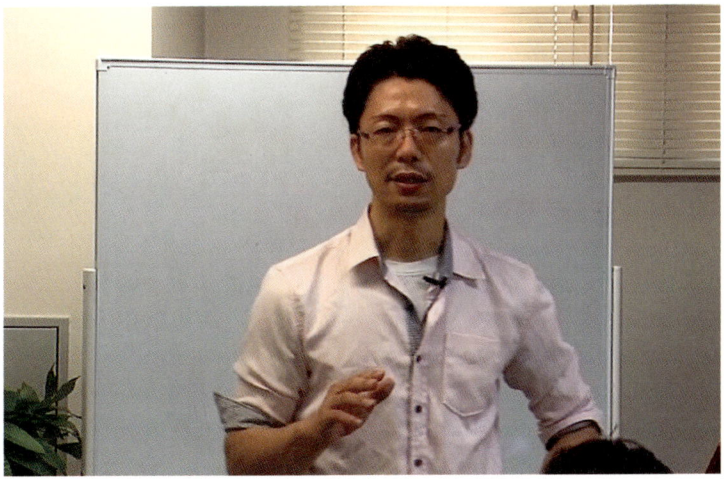

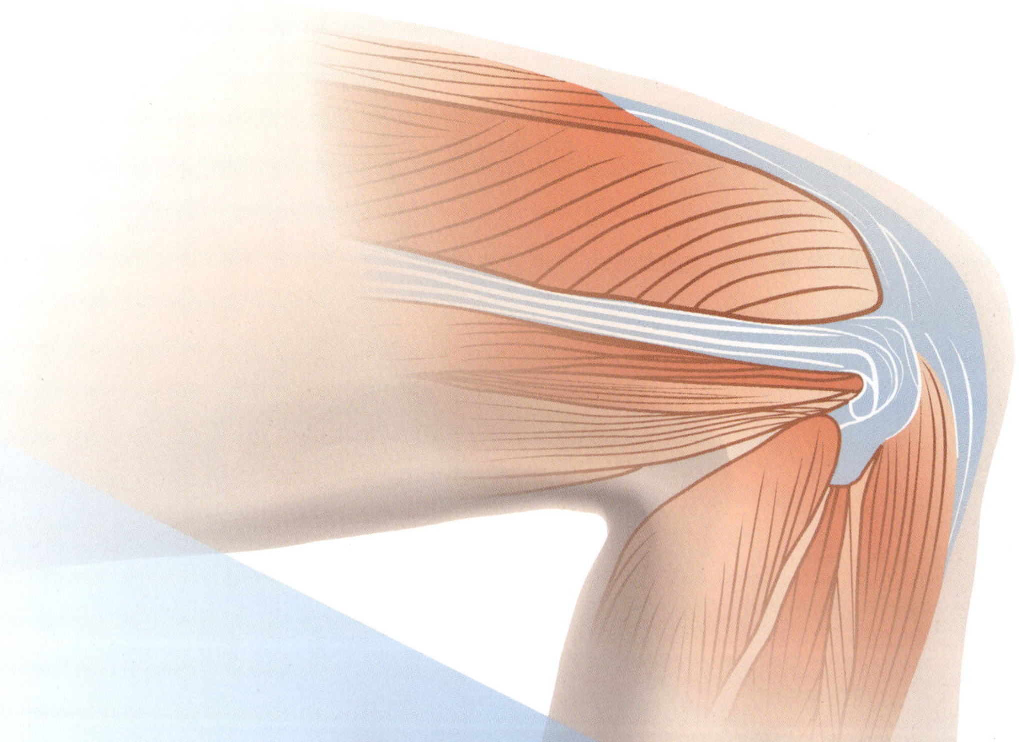

Step 1

무릎통증을 진단하기 위한 기초지식

1 통증의 요인

근골격계 질환을 다루는 치료사에게 있어 가장 주목할 만한 점은 '아픔=통증'이라는 것이다. 통증의 원인에는 다양한 현상이 관련되어 있고, 그 기전을 명확히 하는 것은 치료의 첫걸음이 된다. 따라서 '통증의 해석=치료법의 결정'임을 이해해 두도록 한다.

기본적으로 통증은 크게 두 가지로 나눌 수 있다.

첫 번째는 화학적 요인(chemical factor)이다. 외상이나 수술 침습 등 어떤 원인으로 생체조직에 손상이 가해지면 기염물질이 작용하여 국소에 염증이 생긴다. 염증의 징후로는 통증, 종창, 발적, 발열, 기능장애가 있으며 다형침해수용체(polymodal nociceptor)가 자극되면 통증에 대한 역치가 저하되어 통각과민(hyperalgesia)이 된다. 염증 증상에 대해서는 기본적으로 치료사에 의한 직접적인 치료법은 없으며 소염진통제, 블록주사, 국소 안정 등이 바람직한 적응이 된다. 그러므로 조기 운동요법이나 급성기부터 치료를 진행하려면, 염증이 생긴 조직에 자극을 주지 않는 배려가 필요하다.

두 번째는 물리적 요인(mechanical factor)이다. 압축, 마찰, 견인, 염전 등의 물리적인 요인으로부터 발생하는 통증으로 대부분 구축(contracture)을 기반으로 발병한다. 구축을 중심으로 한 증상에 대해서는 운동요법이 통증을 개선하는데 있어 중요하다(**Chart 1** : 이하 **C1**으로 표기).

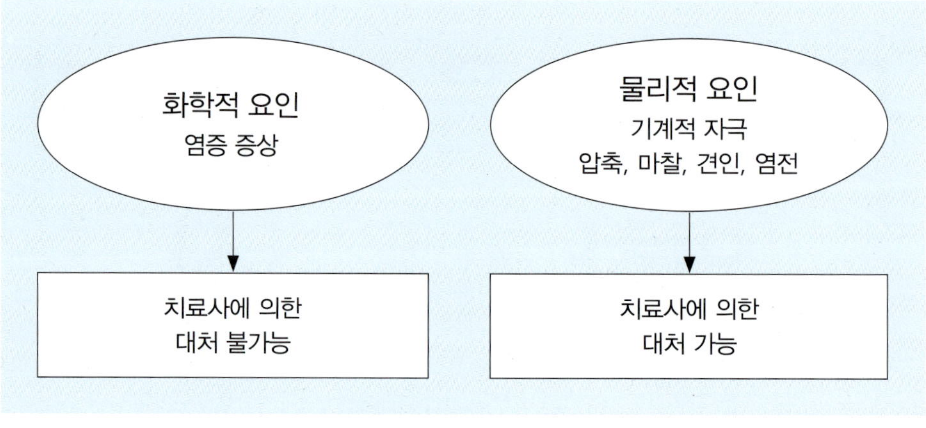

C1 통증의 요인

2 통증의 해석

치료사의 치료 효과가 기대되는 통증은 물리학적 요인에 의해 발병한 것이다. 따라서 이 책에서 다루는 통증은 여기에 초점을 맞추어 해설한다.

통증의 원인을 해석하는 데 있어서 '왜 통증이 발생하는지'에 대해서는 C2와 같은 관계가 존재한다. 이 중에서 가장 중심적인 존재가 되는 인자는 **'구축'**이라고 필자는 생각한다.

구축에는 근의 연축(spasm), 단축(shortening), 관절낭의 축소 · 인대의 단축(stiffness) 외에도 조직 사이의 활주장애, 조직의 유연성 저하 등을 들 수 있다. 이들의 존재는 근력 저하(근실질부의 위축, 근출력 부족)와 부정렬(mal-alignment)로 인한 자세 불량, 불안정 동작을 일으키는 요인이 된다. 또한, 근력 저하는 구축 및 부정렬을, 부정렬은 구축 및 근력 저하에 영향을 준다. 즉, 이 삼각관계가 서로 악순환을 발생시켜 통증이 발생한다고 이해하면 된다.

치료사는 구축을 조기에 개선하여 관절가동범위와 관절 기능의 회복을 기대할 수 있다. 이를 통해 근력 저하나 부정렬을 고치기 쉬운 환경이 되어, 결과적으로 통증이 경감하기 쉬워진다. 구축에 대한 정확한 치료를 위해서는 해부 및 기능해부적 지식이 중요하다.

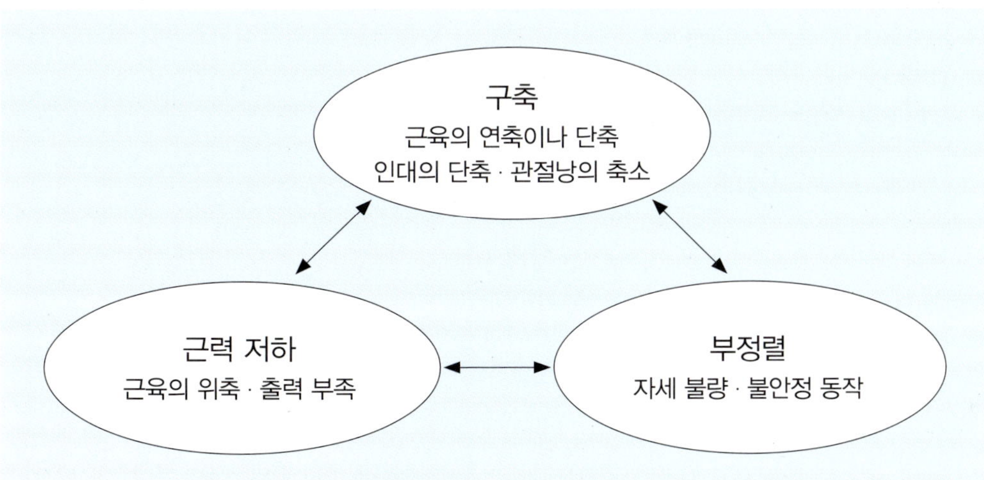

C2 통증의 해석

3 기본적인 도수치료 (manual physical therapy)

기본적인 관절 조작이며, 임상 효과를 얻기 쉬운 도수치료로서 반복적으로 실행하는 등척성 수축[isometric contraction, (반복성 등척성 수축)]이 효과적이다. 그 효과에는 아래와 같은 생리학적 기전이 있다(**C3**).

① 등척성 수축에 의해 근건이행부(musculotendinous junction)에 적당한 신장 자극이 가해지면, Ib억제로 인해 근육을 지배하고 있는 운동 뉴런의 활동을 억제한다. 따라서 수축근에 사용하면 근육의 긴장도를 완화시킬 수 있다.

② 등척성 수축으로 근건이행부에 적당한 신장 자극이 가해지면 근절(myomere)의 합성이나 재생되는 반응이 일어나므로 근절의 절대수가 증가한다. 따라서 근절의 감소에 기인한 단축근에 적용하면 근육의 신장성을 얻을 수 있다.

③ 근수축을 반복적으로 하면 근육의 펌프 작용으로 림프나 정맥환류가 원활해져 통증유발물질의 배출을 촉진한다. 따라서 압통을 가지는 근육에 이용하면 통증에 대한 역치가 높아져서 경감·소멸될 수 있다.

④ 근수축을 반복적으로 하면 아데노신 3인산(ATP)에서 열에너지가 생성된다. 조직 온도가 상승하면 결합조직의 점성은 저하된다. 따라서 조직의 경도(hardness)가 높은 근육에 적용하면 유연성을 개선할 수 있다.

반복성 등척성 수축은 이상의 4가지 기전에 의해 근육을 신경생리학적·조직학적으로 회복시키는 것이 가능해진다.

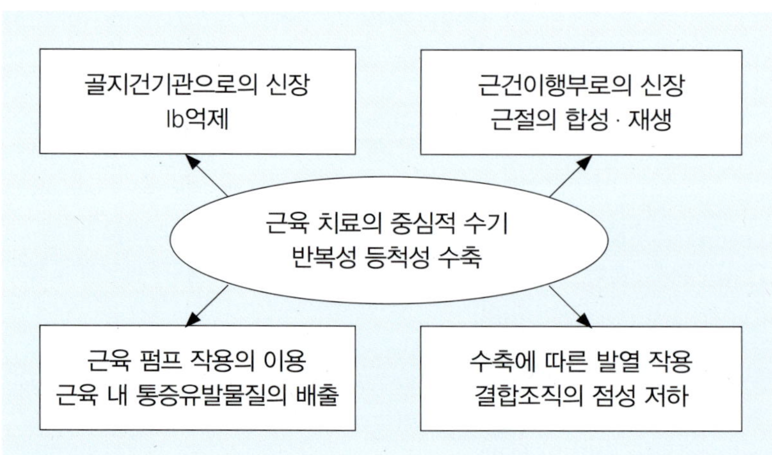

C3 근육 치료의 중심적 수기(manipulation) : 반복성 등척성 수축

4 치료법의 구분

치료사는 의사로부터 보통 질환명을 기재한 처방을 받는다. 그러나 치료법은 질환명으로만 결정하는 것이 아니라, 무릎관절과 무릎관절 주위가 어떤 상태인지를 정확히 평가한 뒤 결정할 필요가 있다. 아래에 무릎관절 및 그 주위의 상태별 치료법에 대해 정리한다(**C4a, b**).

상태		치료법
근연축	→	근이완
근단축	→	근육 스트레칭
결합조직 사이의 유착	→	조직 사이의 이완
관절낭 축소	→	관절모빌리제이션

C4a 치료의 구분 1

상태		치료법
근출력 부족	→	근육의 재교육
근력 저하	→	근력 강화
자세 불량	→	자세 개선
부정렬	→	깔창(insole)

C4b 치료의 구분 2

① 근연축(myospasm)

연축된 근육은 근긴장과 근내압이 높아진다. 따라서 근육 내 혈류 정체로 인해 국소적인 허혈이 생긴 상태가 된다. 근육세포에서는 통증유발물질이 생성되므로, 압력에 대한 감수성이 높아진다. 또한, 근연축은 척추반사에 의해 발생되기 때문에 신장 상태나 단축 상태와 상관없이 긴장도가 높은 상태이다. 근연축의 대응으로는 근내압의 감소와 혈류량의 증가를 기대할 수 있는 이완이 효과적이다. 가벼운 등척성 수축을 반복하면 좋다. 도수근력검사(MMT)에서 2단계 정도의 능동보조운동(active assisted exercise)을 실시하면 원활한 이완 효과를 얻을 수 있다.

② 근단축

단축은 근절 수의 감소나 조직의 경도(hardness)가 높아짐에 따라 발생한다. 따라서 신장 상태에서는 저항하지만 단축 상태에서는 이완하게 된다. 또한, 조직의 경도가 높은 근육 및 근막은 압력에 대한 감수성이 높다.

근단축의 대응으로는 근육의 신장을 기대할 수 있는 스트레칭이 효과적이다. 근육을 늘린 자세에서 등척성 수축을 하면 좋다. 도수근력검사(MMT)에서 3단계 정도의 등척성 수축을 2~3초 실시하면 적절한 스트레칭 효과를 얻을 수 있다.

③ 결합조직 사이 유착

외상이나 수술 침습 등으로 조직을 손상시키면 반흔조직이 조직 사이에 형성되어 유착(adhesion)이 발생한다. 따라서 조직 사이의 활주장애나 조직의 탄력성이 높아져 근위 활주(proximal amplitude)나 원위 활주(distal excursion)가 제한된다. 결합조직 사이의 유착 대응으로는 조직 사이의 이완이나 조직에 가하는 다이렉트 스트레칭(direct stretching)이 효과적이다.

④ 관절낭 축소

관절 내 조직에 염증이 생기면 관절낭은 종창되지만 염증 후에도 관절낭의 두께가 비후한 채로 관절강이 축소될 수 있다. 그러면 관절 내 운동이 눈에 띄게 제한된다. 관절낭 축소의 대응으로는 관절낭에 신장 자극을 가하는 모빌리제이션을 반복적으로 실시하면 좋다.

⑤ 근출력 부족

근출력 부족은 근력 저하가 없어도 힘을 잘 발휘하지 못하는 근골격계 질환 중 하나로 신경마비와는 구별할 필요가 있다. 통증, 관절 내 삼출, 종창, 관절 불안정증 등의 다양한 요인으로 신경근 전달 경로에 기능부전이 발생하여 일어나는 현상이다.

근출력 부족의 대응으로는 근육의 재교육이 효과적이다. 이는 목적으로 하는 근육이 수축하기 쉬운 관절 자세를 설정하는 것이 중요하다. 근육방추를 자극하면 근출력은 높아진다. 따라서 근섬유가 주행하는 방향으로 빠른 속도로 직접 신장 자극을 가하면 좋다. 다만 이 조작은 근육방추에서는 기시정지 사이에 대해 장축으로 실시하고, 우상근(bipennate muscle)에서는 섬유각을 고려하여 실시할 필요가 있다.

또한, 근육은 경도 신장시킨 자세(길이-장력곡선의 이론)에서 근육을 수축시키면 근육의 출력을 높이는 것이 가능하다.

⑥ 근력 저하

근력 저하는 외상성, 폐용성, 관절장애 등 다양한 요인이 관여해 일어나는 현상으로 기본적으로 근육의 볼륨은 감소(근위축)한다. 특히 무릎관절장애의 경우 대퇴 둘레가 감소하여 슬개골 근위 10cm, 15cm는 두드러져 보인다. 부종이나 종창과는 구별하여 측정할 필요가 있다. 근력강화운동을 하면 일시적으로 관절 토크는 커지는데, 이 경우에는 근출력이 개선된 것으로 해석한다.

근력 저하의 대응으로는 근력 강화가 중요하다는 것은 말할 것도 없다. 그러나, 관절축과 운동 궤적의 안정성이 확보되지 않은 단계에서 근력 강화를 적극적으로 하게 되면 관절 주위 조직이 손상될 가능성이 있다. 그러므로, 근력 강화는 구축의 개선 정도에 맞춰 단계적으로 실시하는 것이 좋다.

⑦ 자세 불량

자세 불량은 무릎관절의 구축이나 근력 저하의 영향을 받기 쉽다는 점에 유의한다. 특히 무릎관절의 신전 제한이 남아 있는 채로 서 있는 자세가 되면 보상적으로 골반이 뒤로 기울어 무게 중심이 후방으로 이동한다. 따라서 신전기구의 긴장이 높아져 신체 기능은 저하된다.

자세 불량의 대응으로는 개방성·폐쇄성 운동연쇄를 적절히 이용하여 몸통과 다리의 안정성·지지성·협조성·평형성을 균형 있게 높이는 것이 중요하다. 따라서 일찍부터 실시하는 세팅이나 하지직거상운동(straight leg raise, SLR)은 자세를 개선하는데 있어서도 효과적인 것으로 보인다.

⑧ 부정렬

무릎관절의 구축이나 근력 저하는 근위나 원위에 운동연쇄가 파급되어 부정렬을 일으키는 계기가 된다. 특히 염전력이나 전단력은 완충이 어려운 역학적 스트레스로 관절장애가 진행되기 쉬우며, 전신으로 파급된다.

부정렬에 대한 대응으로는 깔창(insole)이 효과적이다. 관절 구축이나 근력 저하의 개선에 맞춰 제작한다.

5 대퇴경골관절, 슬개대퇴관절에 가해지는 하중

대퇴경골(femorotibial, FT)관절에 가해지는 하중은 계단 하강, 내리막길, 등속신전운동, 쪼그려 앉기 등 각종 동작에서 체중의 몇 배가 가해지며, 평지 보행에서도 높은 수치를 보이는 것에 유의한다(**C5a**). 한편, 슬개대퇴(patellofemoral, PF)관절에 가해지는 하중은 계단 하강, 내리막길, 조깅, 쪼그려 앉기 등 각종 동작에 있어서 체중의 몇 배가 가해지지만 평지 보행에서는 낮은 수치를 보인다(**C5b**).

대부분의 무릎관절 통증은 하중 압력이 원인으로 발생하나 통증 발생 부위가 FT인지, PF인지를 감별할 필요가 있다. 계단 하강이나 내리막길에서는 통증이 있으나 평지 보행에서는 통증이 없다면, PF성 통증일 가능성이 높다. 한편, 평지 보행에서도 통증이 있다면, FT성 통증 또는 두 가지가 합병되었을 수 있다. 이런 경우에는 통증이 발생하는 부위를 문진하여 무릎관절의 내측 혹은 외측을 나타내는 경우는 FT성 통증을 의심하고, 무릎관절의 전방을 나타내는 경우에는 PF성 통증을 의심한다. 이들을 고려하면 통증 발생 부위를 감별하는 것이 가능해진다.

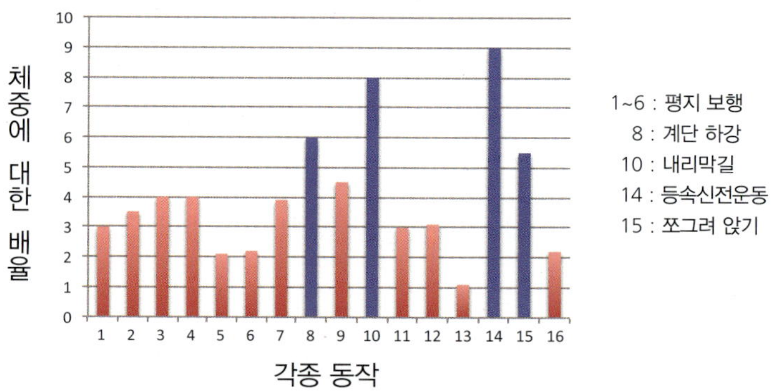

C5a 대퇴경골관절에 가해지는 하중[1)]

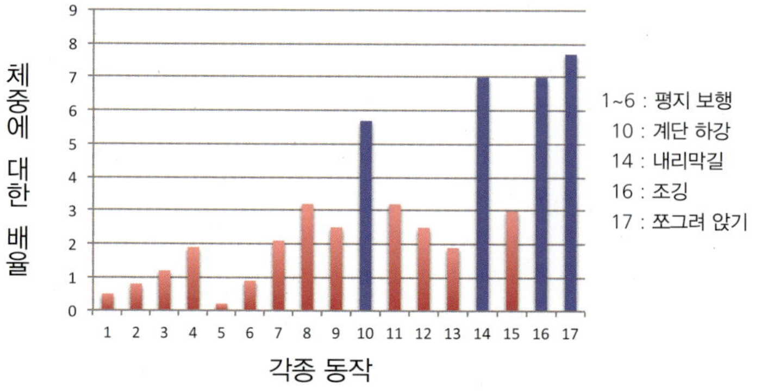

C5b 슬개대퇴관절에 가해지는 하중[1)]

6 구축이 발생하는 트랜슬레이션 이론 ①

구축(contracture)과 통증이 왜 밀접하게 관련되어 있는가? 가장 큰 이유는 '구축의 존재가 관절 주위 조직의 고도 균형을 무너뜨리고, 정상궤도에서 벗어난 관절운동을 일으키기' 때문이다. 이 개념은 트랜슬레이션(Translation) 이론으로 불린다. 이 이론을 이해하는 것은 근골격계 질환에서 통증이 발생하는 기전을 해석하는데 있어 매우 중요하다. 이를 위해 여기서 이 이론에 대해 조금 더 자세히 설명한다.

C6을 참조한다. 트랜슬레이션 이론을 이해하는 데 있어, 구관절(spheroidal joint)에서 생각하면 이해하기 쉽기 때문에 먼저 어깨관절을 예를 들어 설명한다. 이 그림에 나타낸 바와 같이 예를 들어, 어깨관절의 관절낭 후방에 구축이 생기는 것은 임상에서 흔히 볼 수 있다. 이런 경우, 고도 균형의 차이로 관절의 구심성이 흐트러져 상완골두가 전방으로 변위하기 쉽다. 즉, 관절운동을 할 때 생리학적으로 늘어나야 할 조직이 늘어나지 않는 경우(신장성 결여), 혹은 활주해야 할 조직이 활주하지 않는 경우(활주장애), 관절 주위의 고도 균형이 깨지는 계기가 된다.

이 때문에 구축의 존재는 관절의 구심성을 흐트러뜨리며, 이른바 관절의 흔들림이나 편이에 의해 관절이 불안정하게 된다.

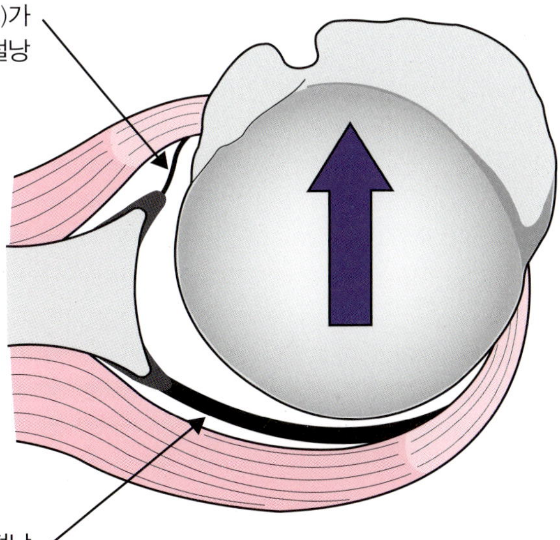

C6 구축이 발생하는 트랜슬레이션(Translation) 이론 ①

구축을 동반하면 고도 균형의 차이로 관절의 구심성이 흐트러져 정상적인 궤도에서 벗어난 운동이 일어나기 쉽다.

7 구축이 발생하는 트랜슬레이션 이론 ②

다음으로 무릎관절 구축으로 발생하기 쉬운 현상을 설명하기 위해 **C7**을 참조한다. 대퇴사두근을 포함한 전방 조직의 stiffness(강성)가 높은 상태에서 무릎관절을 굴곡하면, 무릎의 굴신축은 후방화되고 대퇴골을 후방으로 편위시키는 벡터(힘)가 생긴다. 그 결과, 후방에 위치하는 반월판, 활막 등에 축압과 전단력이 가해진다.

또한, 후방 조직의 stiffness(강성)가 높은 상태에서 무릎관절을 신전하면, 무릎의 굴신축은 전방화되어 대퇴골을 전방으로 편위시키는 벡터(힘)가 생긴다. 그 결과, 전방에 위치한 반월판이나 슬개하지방체(infrapatellar fat pad, IFP) 등에 축압과 전단력이 가해지게 된다. 구축으로 야기된 트랜슬레이션은 무릎관절 내외 조직에 침해 자극을 가하게 되며, 이것이 통증의 발생기전이다. 즉, 해부나 기능해부를 바탕으로 한 소견이나 영상 소견으로 구축의 존재를 명확히 하는 것이 통증을 개선시키는 첫 걸음이 된다.

운동 시 통증을 중심으로 증상을 보이는 경우는 구축을 기반으로 발생하는 경우가 많다. 특정 운동 방향만 제한을 인정하는 관절은 트랜슬레이션이 일어나기 쉽다는 점을 염두에 둔다. 각 평가로 구축된 조직을 명확히 하고, 구축 제거를 바탕으로 한 운동요법의 실시로 증상은 회복하게 된다.

이 책의 서두에서 '통증의 해석=치료법의 결정'이라는 것은 이미 말했다. 이 트렌슬레이션 이론은 근골격계 질환의 통증을 해석하는데 있어 중요하며, 관절의 기능 회복을 목표로 하는 치료사에게 있어서 필수 조건이라고 생각한다.

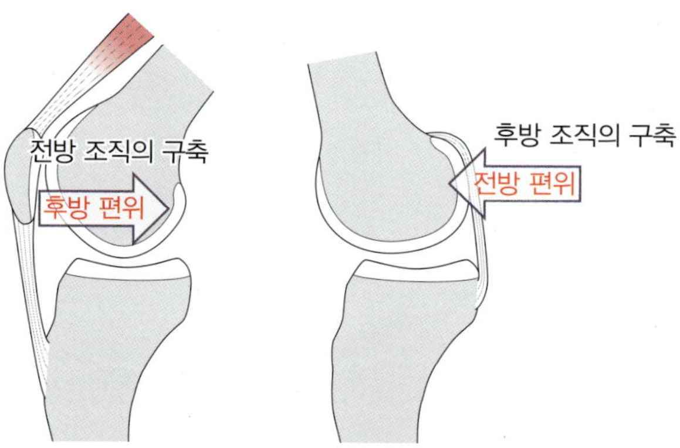

C7 구축이 발생하는 트랜슬레이션(Translation) 이론 ②

전방 조직의 stiffness(강성)가 높은 상태에서 무릎관절을 굴곡하면, 무릎의 굴신축은 후방화되어 대퇴골을 후방으로 편위시키는 벡터(힘)가 생긴다. 또한, 후방 조직의 stiffness(강성)가 높은 상태에서 무릎관절을 신전하면, 무릎의 굴신축이 전방화되어 대퇴골을 전방으로 편위시키는 벡터(힘)가 생긴다.

8 무릎관절 주위 통각신경의 존재 부위

무릎관절 주위의 연부조직에서 통증을 감지하는 포인트로는 ① 골막 ② 근막 ③ 활막 관절낭 ④ 섬유성 관절낭 ⑤ 힘줄(건) ⑥ 뼈 등이 있다(**C8**).

골막성 통증은 골좌상이나 골절로 인해 발생한다. 근막성 통증은 근육의 과부하나 손상으로 발생한다. 활막성 통증은 관절낭이나 섬유성 관절낭 등의 관절 내 염증이 퍼지면서 발생하며, 퇴행성 무릎관절염(무릎 OA)에서 흔히 확인된다.

건성 통증은 슬개건염(patellar tendinitis)이나 거위발건염(아족염, pes anserinus tendinitis) 등의 부착부염(증)으로 발생하며 스포츠장애나 무릎 OA에서 흔히 관찰된다. 골성 통증은 골절과 동반하여 발생하나 대부분은 골막성 유래로 알려져 있다.

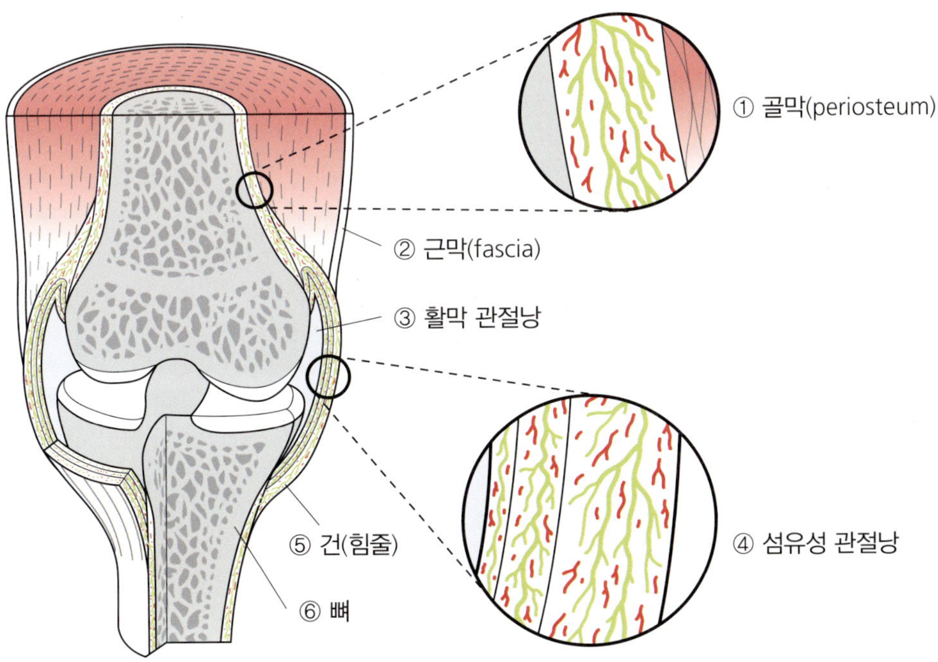

C8 무릎관절 주위 통각신경의 존재 부위[1)]

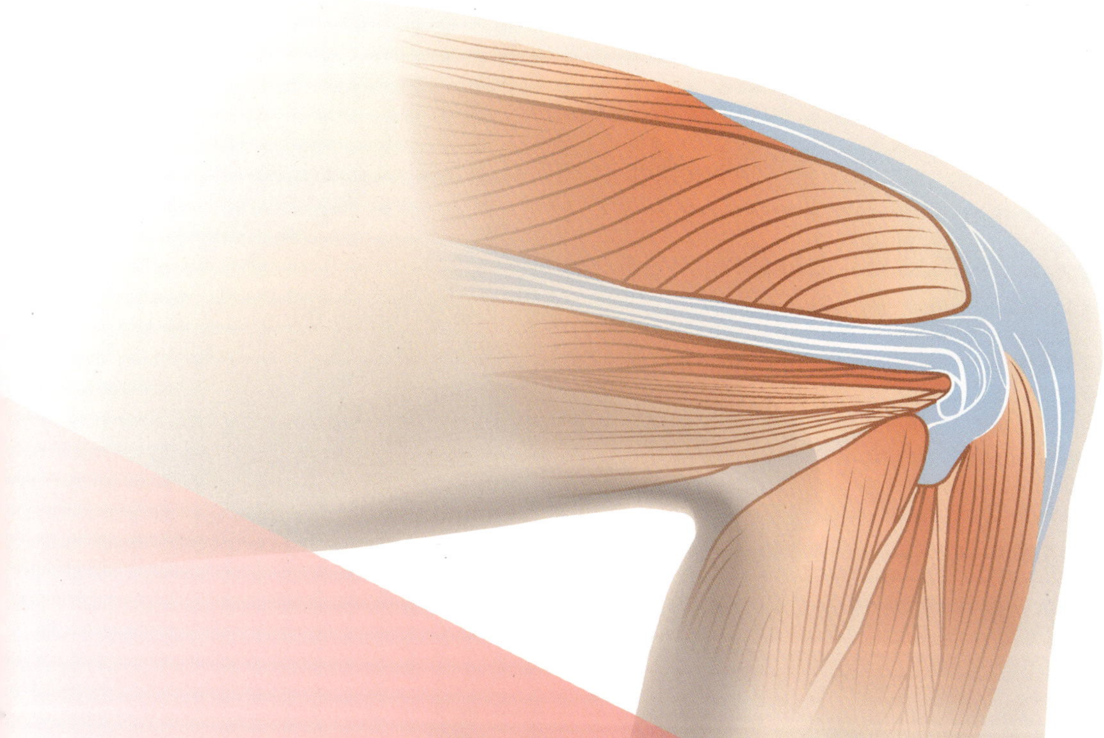

Step 2

무릎 전면의 조직과 장애

9 무릎관절 내 통각 부위

무릎관절 내에서 통각신경은 활막조직이나 슬개하지방체(infrapatella fat pad, IFP)에 다수 분포한다(**C9**). 따라서 이 조직은 침해 자극에 대한 감수성이 높다.

무릎 OA에서는 IFP가 변성하고 있어 IFP성 통증을 합병하는 경우가 많다. 또한, 관절경하 수술에서는 IFP를 관통하여 진입하므로 IFP 주위에 유착이나 반흔화가 생기기 쉽다. IFP의 감수성이 높은 상태에서 슬개골의 불안정증을 일으키면 통증 발생의 계기가 된다.

한편, 관절연골, 반월판 내연부, 전십자인대(anterior cruciate ligament, ACL) 및 후십자인대(posterior cruciate ligament, PCL) 중앙부에는 통각신경이 존재하지 않아 기본적으로 통증이 발생하지 않는다. 또한, 반월판 손상으로 발생하는 통증은 반월판 외연부나 인접한 활막유래로 알려져 있다. 그러나 관절연골의 마모로 노출된 연골하골이나 균열이 생긴 반월판 외연부에 인접한 내연부에도 신생혈관이나 신경 분지가 분포하여 통증을 호소하기도 한다.

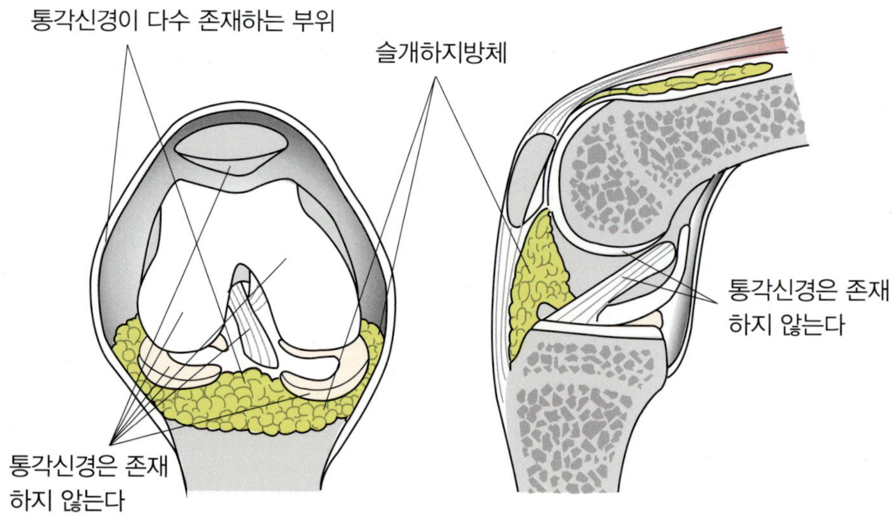

C9 무릎관절 내 통각 부위[1)]

감각신경은 활막조직 · 슬개하지방체에 다수 존재한다.
관절연골 · 반월판 내연부 · 십자인대 중앙부에는 존재하지 않는다(Dye S).

10 무릎 전면부의 압통점

슬개골 주위의 조직, 거위발건의 부착부, 내측 관절간격(joint space) 부위에는 압통점이 다수 존재한다(**C10**). 그 중에서도 가장 자주 발생하는 조직은 IFP(슬개하지방체)이다. 다만 IFP의 압통 소견을 정확하게 하기 위해서는 압자극의 가하는 방법을 이해할 필요가 있다.

- IFP는 무릎관절을 신전하면 전방으로 밀려나 갈 곳을 잃기 때문에 압자극을 확실하게 가할 수 있게 된다.
- IFP는 무릎관절을 굴곡하면 후방(십자인대 쪽)으로 빠질 공간이 확보되어 압자극을 정확하게 실행할 수 없다.
- 무릎관절을 굴곡시켜도 압통이 확인되는 경우는 IFP가 아닌 슬개건(patellar tendon), 슬개지대(retinaculum patellae), 천층·심층 슬개하점액낭(infrapatellar bursa)에 기인한 증상임에 유의한다.

2 무릎 전면의 조직과 장애

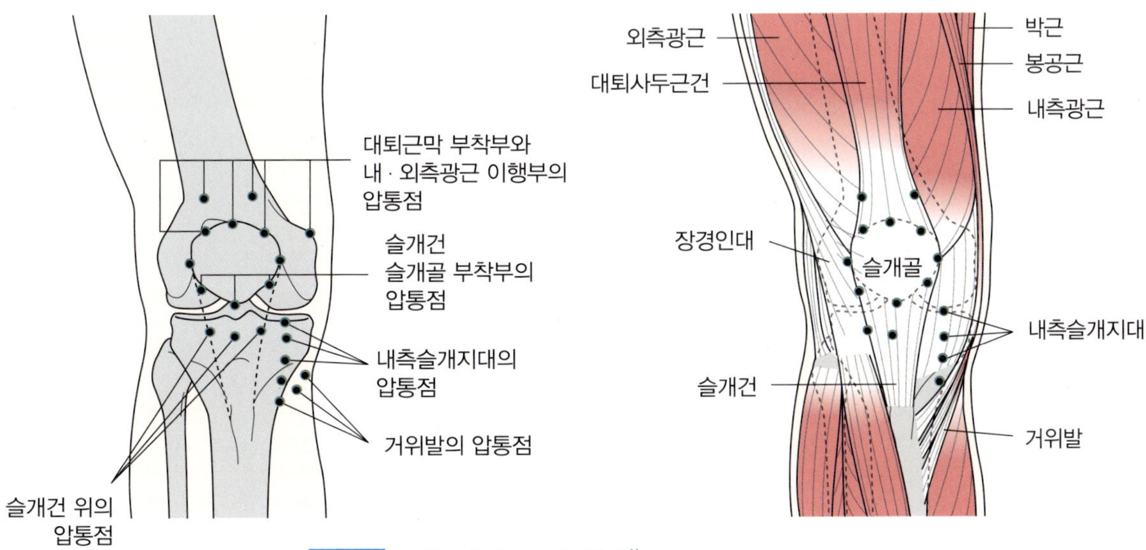

C10 무릎 전면부의 압통점[1)]

11 대퇴사두근의 해부

대퇴사두근(quadriceps femoris muscle)은 대퇴직근, 외측광근, 내측광근, 중간광근에 의해 구성된 근육으로 무릎관절 신전기구의 동력원이 된다(**C11**).

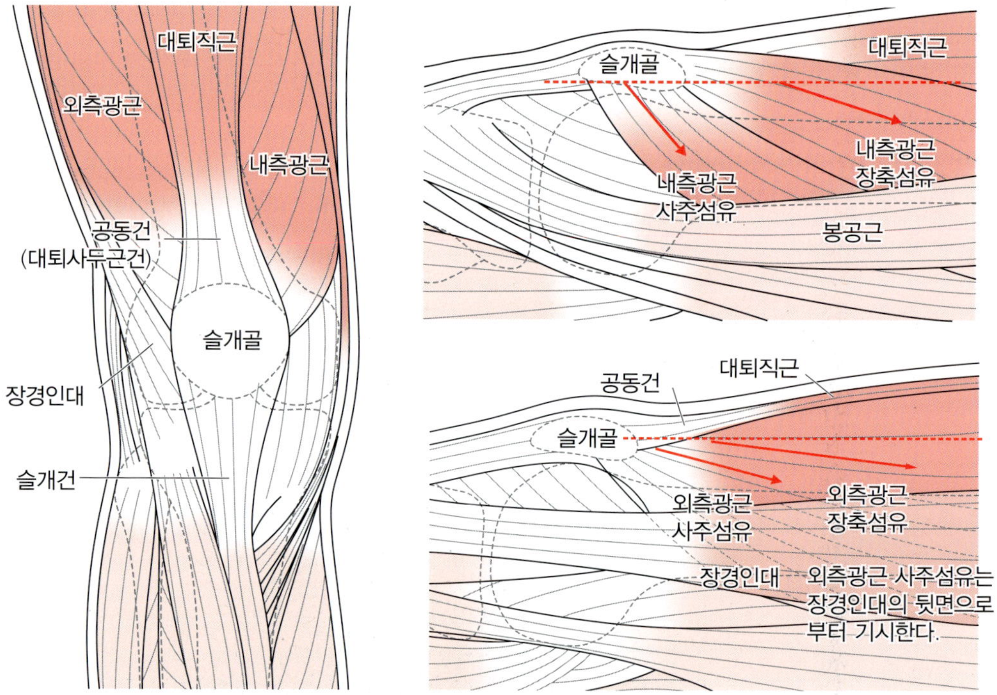

C11 대퇴사두근의 해부[2)]

대퇴직근은 대퇴사두근건(공동건)을 형성하고, 슬개골 · 슬개인대를 통하여 경골조면 부위에 부착하는 이관절근이다. 또한, 골반을 뒤로 기울인 상태에서 무릎관절을 굴곡한 자세는 근육의 과긴장 상태가 되어 몸통과 다리를 지지한다. 한편, 이 근육의 과긴장은 무릎관절 굴곡 각도를 요하는 질환이나 대퇴사두근을 강화하려는 질환의 치료에 방해가 된다. 이런 경우, 고관절을 과굴곡한 상태로 치료 자세를 이용하면 그 후의 치료가 원활하다.

내측광근은 공동건에 내측에서 연결하는 장축섬유와 내측슬개지대에 연결하는 사주섬유(oblique fiber)로 나눌 수 있다. 내측광근은 날개 모양이며, 외측광근보다 섬유각은 둔각이다. 또한, 원위부로

이행함에 따라 둔각화되고, 근수축이나 신장 자세 확보 시에는 이 섬유각을 의식한 관절운동이 중요하다.

사주섬유의 원위부는 내측상과(medial epicondyle)의 높이까지 위치한다. 무릎관절을 굴곡하면 장축섬유는 신장성이 요구되는 것에 비해, 사주섬유는 내후방으로의 활주성 또한 요구된다. 따라서 심층에 존재하는 점액낭이 마찰을 완충한다. 또한, 사주섬유는 대내전근의 힘줄에서 시작하기 때문에 사주섬유의 근수축은 고관절 내전운동을 함께하면 좋다. 한편, 사주섬유의 신장성이나 활주성의 획득은 대내전근의 긴장이 완화된 후 실시하는 것이 좋다.

외측광근은 공동건에 외측에서 연결하는 장축섬유와 외측슬개지대에 연결하는 사주섬유로 나뉜다. 외측광근은 날개 모양의 형태를 보이며, 내측광근보다 섬유각은 예각화되어 있다.

사주섬유의 원위부는 외측상과보다 근위에 있다. 무릎관절을 굴곡하면 장축섬유는 신장성이 요구되는 것에 비해, 사주섬유는 이에 더해 외측 후방으로의 활주성이 요구된다. 또한, 장경인대는 외측광근의 외측을 덮는다. 따라서 장경인대가 과긴장 상태가 되면[해부학적으로는 장경인대와 결합하는 고관절 외전근군(대퇴근막장근 · 중둔근 · 대둔근)의 긴장] 그 심층에 위치하는 외측광근 등을 압박하여 치료를 방해한다. 더욱이 사주섬유는 장경인대에서 시작하기 때문에 근수축은 고관절 외전운동과 함께하면 좋다. 또한, 사주섬유의 신장성이나 활주성의 획득은 고관절 외전근군의 긴장이 완화된 후에 실시하는 것이 좋다.

12 대퇴사두근 심층의 해부

중간광근은 대퇴사두근 중 가장 심층에 위치하며, 대퇴사두근건의 심부에서 합류 후 슬개골·슬개인대를 통하여 경골조면 부위에 부착한다. 또한, 중간광근의 최원위부에는 무릎관절근(articularis genu muscle)이라 불리는 실처럼 가늘고 긴 모양의 근섬유가 존재하고, 슬개상낭(suprapatellar bursa)과 결합한다. 중간광근의 가로 폭은 내측보다 외측으로 크게 벌어진 형태를 보이며 외측광근의 안쪽을 감싸듯 위치하고, 외측상과 부근에서 외측슬개지대의 심부부터 연결된다(**C12**).

중간광근은 대퇴골 전면에 폭넓게 기시하기 때문에 대퇴골 골절을 비롯한 대퇴부에 발생하는 외상으로 인해 유착·반흔화되기 쉬운 근육으로 주목받고 있다. 또한, 외측광근과 중간광근은 교차하듯이 활주하므로 이 조직 사이에서의 유착은 구축의 요인이 되며 치료에서는 이 해부학적 특성을 고려해야 한다.

이와 같이 심층 신전기구의 유착·반흔화는 심각한 구축을 일으킨다. 따라서 조기 운동요법에서는 대퇴직근을 최대한 억제한 관절 자세에서의 세팅이나 하지직거상운동(SLR)을 충분히 하여 중간광근의 신장성과 활주성을 유지하며, 무릎관절근의 근수축은 슬개상낭에 견인이나 활주 자극을 가하여 무릎관절의 신전 구축을 예방하는 것이 중요하다.

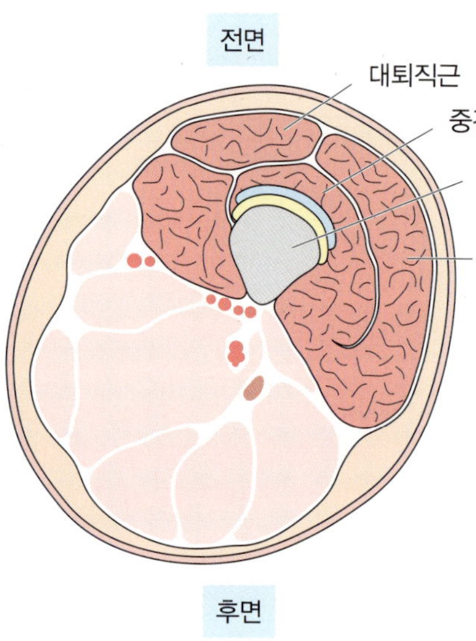

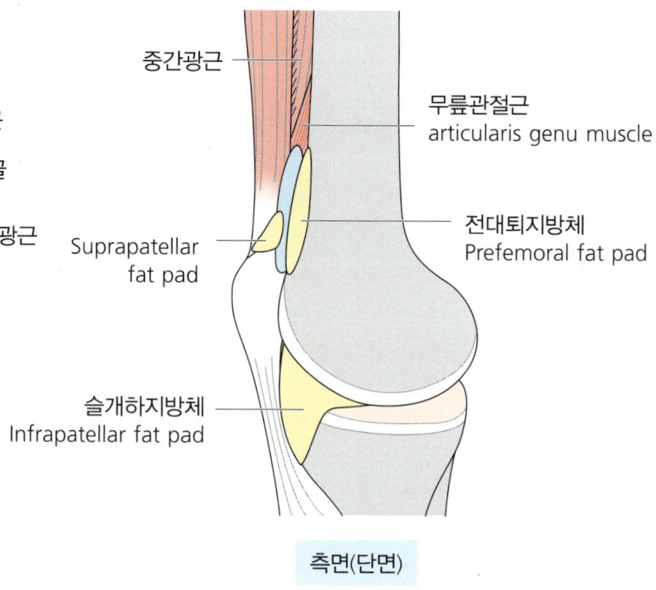

C12 대퇴사두근 심층의 해부[2)]

급성기의 도수치료

무릎관절 구축을 예방하기 위해서는 신전기구의 신장성과 활주성을 유지하는 것이 중요하다.

무릎관절 구축 치료에서는 이관절근인 대퇴직근의 활동을 억제하고, 광근(군)에 초점을 맞춘다.

고관절 굴곡 자세로 골반을 앞으로 기울이면 대퇴직근의 활동은 억제할 수 있다.

내측광근이나 외측광근은 섬유각을 의식한 무릎 신전운동이 중요하다.

중간광근은 순수하게 무릎 신전운동을 실시하는 것이 중요하다.

중간광근과 외측광근의 수축운동을 선택적으로 시행하여, 조직 사이 활주성을 유지할 수 있다.

세팅은 무릎 신전기구를 향상시켜 신전 제한(extension lag)을 회복시키는 효과적인 수단이다.

세팅은 중간광근(슬관절근)의 수축을 촉진해 슬개상낭의 활주성을 개선시킨다.

SLR은 세팅 후 실시한다.

세팅이나 SLR을 실시할 때에는 슬개골의 근위 활주거리를 의식하게 하는 것이 좋다.

치료사가 슬개골을 잡고 아래로 내려, 원위 활주거리를 얻는다.

구축기의 도수치료

슬개상낭의 표층과 심층에는 지방체가 존재한다. 슬개상낭이 지방체와 유착(adhesion)되면 무릎 굴신운동 시 생리적 활동성이 상실되어 무릎관절 구축을 일으킨다.

경도 유착의 경우 무릎 신전기구의 수축을 이용한 근위 활주로 인해 박리된다.

병용하여 무릎관절을 신전 자세에서 슬개상낭과 유착한 지방체를 한 덩어리로 잡고, 그대로 표면으로 들어 올려 조작한다.

중도 유착의 경우 다이렉트 스트레칭을 이용한 박리 조작이 효과적이며, 횡방향과 근위 · 원위방향으로 글라이딩을 반복한다.

유착이 박리된 만큼 슬개골은 원위로 이동한다.

슬개골의 원위 활주거리의 연장에 따라 무릎관절의 굴곡 각도는 증가한다.

이 조작을 반복해 실행함으로써 무릎관절의 굴곡 각도가 회복된다.

이러한 일련의 조작이 무릎관절 구축에 대한 기본적인 도수치료이다.

13 무릎관절 운동에 따른 슬개상낭과 지방체의 형태 변화

무릎관절 주위에는 대퇴사두근건과 슬개상낭 사이에 있는 슬개상지방체(suprapatellar fat pad, SFP), 슬개상낭과 대퇴골 원위 전면부에 있는 전대퇴지방체(prefemoral fat pad, PFP), 신전기구와 대퇴골 · 경골 사이의 구획 내에 슬개하지방체(infrapatellar fat pad, IFP)가 존재하여 무릎관절 굴신 운동에 따른 연부조직의 조직압을 쿠션처럼 완충하는 작용이 있다(**C13**).

지방체가 적절히 기능하기 위해서는 지방체가 자유롭게 형태 변화를 할 수 있을 만큼의 유연성과 신전기구가 지방체를 수용할 만한 공간을 확보할 수 있는 신장성과 활주성을 동시에 갖추는 것이 조건이 된다. 어느 한쪽이라도 장애가 있으면 지방체 유래의 통증이나 가동범위 제한이 발생하는 것에 유의한다.

PFP는 수동 무릎 신전 시에는 대퇴골 전면에 폭넓게 존재하나 세팅 등의 능동 신전 시에는 내측광근과 외측 · 중간광근의 근압으로 밀려나 대퇴골 전면 중앙부에 집적되어 볼록한 형태가 된다. 이러한 기능적 변형에 의해 대퇴사두근건은 대퇴골과 떨어져 무릎 굴신축의 원위를 주행하는 형태가 되어 신전 토크가 증가한다. 한편, PFP는 무릎관절을 굴곡시키면 내측과 외측으로 확대되면서 편평화된다. 이러한 기능적 변형에 의해 대퇴사두근건이 대퇴골에 가까워져 무릎 굴신축에 근접해 주행하는 형태가 되어 신장 거리가 작아진다.

즉, PFP가 유연성을 잃어(기능적 변형 불가) 자유롭게 그 높이를 변화할 수 없게 되면, 무릎관절의 기능장애나 굴곡 가동범위 제한이 발생한다. 따라서 IFP의 형태 유지나 개선을 목적으로 한 표면으로의 들어올리기 조작이나 편평 조작은 중요한 치료법이 된다.

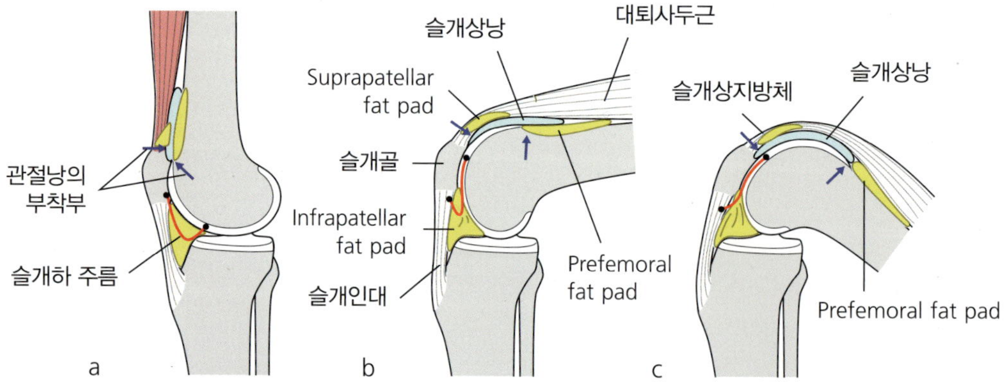

C13 무릎관절 운동에 따른 슬개상낭과 지방체의 형태 변화[3)]

무릎관절 주위의 여러 지방체는 통각신경이 풍부하게 존재한다.
또한, 무릎관절 굴곡운동에 따라 기능학적으로 형태 변화한다.

14 슬개골 하극의 부착부 형태

슬개골 하극(patellar inferior pole)에는 슬개인대를 지지하도록 IFP가 부착되어 있지만 그 부착 형태에서 무릎관절 운동에 따라 마찰 자극이 가해지기 쉬워 항상 적당한 유연성이 요구된다(C14).

● 압통 소견의 확인

슬개골첨(apex of patella)에 부착된 조직의 압통 소견은 먼저 무릎관절을 신전 자세로 하고, 슬개인대라면 슬개골 하극의 표면에, IFP라면 슬개골 하극을 들어 올려 뒷면에 압자극을 가함으로써 확인할 수 있다.

IFP의 부착부 통증은 스포츠장애에서 흔히 나타나며 슬개대퇴관절(PF관절)성 장애, 오스굿-슐라터병(Osgood-schlatter disease), 슬개인대염(jumper's knee) 등에서 자주 발생한다. 또한, 무릎전면부통증증후군(anterior knee pain, AKP)은 무릎의 전면부 통증을 가지고 있으며 이학적 소견이나 영상 소견이 부족하고 통증의 본질이 확실하지 않은 병태이다. 슬개골 주위에 압자극을 가해도 통증은 확인되지 않는다. 그러나 슬개골 하극을 들어 올려 뒷면에 압자극을 가하면 통증이 확인되는 경우가 많다. 특히 슬개골 하극의 내측이 트리거가 된다. 따라서 AKP는 IFP와의 관련성이 시사되며, 슬개대퇴관절성 장애 중 하나라고 생각된다. IFP의 유연성을 확보하는 것이 증상을 완화시키는 수단으로써 효과적이다.

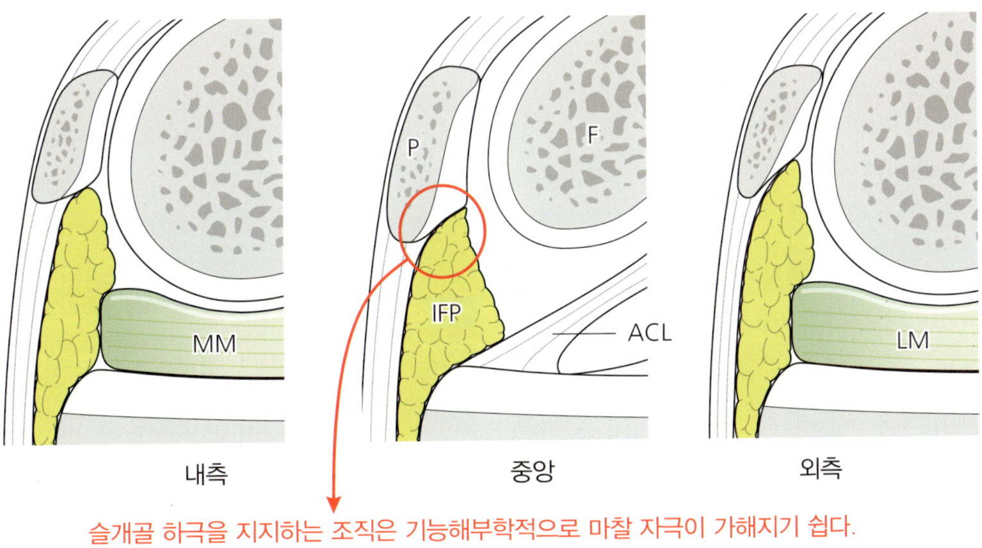

C14 슬개골 하극의 부착부 형태[4)]

15 광근 · 슬개골 부착부 섬유의 신장 평가

다이렉트 스트레칭 방법에 대해 설명한다(**C15**).

① 내측광근을 직접 파지하여 후내측 방향으로 글라이딩한다.

② 외측광근과 중간광근을 개별적으로 파지하여 후외측 차례로 글라이딩한다. 또한, ①과 ②는 각 광근을 근위부터 원위 순으로 실시한다.

③ IFP의 내측과 외측을 무지와 중·약지로 파지하여 내측 및 외측으로 글라이딩한다.
IFP는 슬개인대와 경골조면 바로 위 사이나 슬개골과 대퇴골 곡부 사이에까지 넓게 존재하기 때문에 이를 의식한 치료가 중요하다.

④ 슬개골을 파지하여 전액면상에 외회전과 원위로, 수평면상에 내회전 방향으로 활주(sliding)한다. 슬개상낭은 SFP와 PFP의 박리 조작을 병용하면서 실시할 필요가 있으며, 슬개골 바닥부터 4횡지 근위에서 슬개골과 함께 원위 방향으로 내리면 적절한 조작이 가능해진다.

다이렉트 스트레칭은 조직 경도(hardness)를 확인하면서 실시하면 평가와 치료를 동시에 할 수 있는 유용한 수기이다. 이 조작을 반복하면 유연한 조직 경도로 변화한다. 시작할 때는 신전 자세에서 진행해 나가면서 굴곡 각도를 서서히 증가시키는 것이 요령이다.

광근군의 신장 평가 — ① 내측광근 / ② 외측광근 · 중간광근

슬개골 부착부 섬유의 신장 평가 — ③ 슬개하지방체 / ④ 슬개상낭

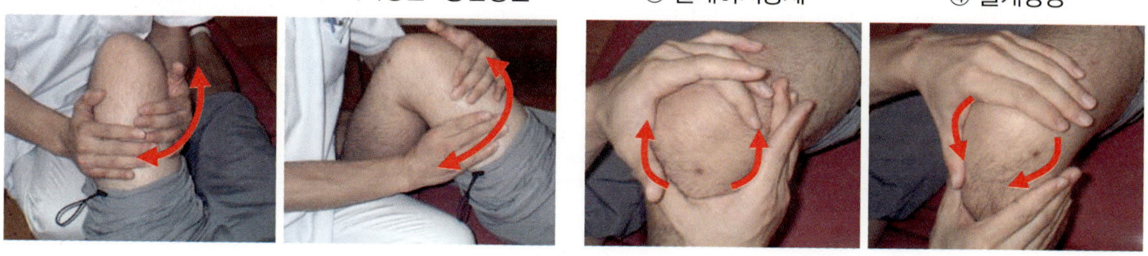

C15 광근군 · 슬개골 부착부 섬유의 신장 평가

18 슬개상낭 내에 저류한 삼출(체액 저류)이 무릎관절 굴곡에 미치는 영향

슬개상낭은 무릎관절을 굴곡하면 원위 방향으로 활주(sliding)하며 한층막 구조로 변환되는 점액낭으로 전후 지름의 두께는 얇다. 그러나 활막염(synovitis) 등을 기점으로 슬개상낭 내 체액이 저류(effusion)되면 전후 지름의 두께는 늘어난다. 그렇게 되면 대퇴사두근건은 천층으로 밀려 올라가 무릎 굴신축으로부터의 거리가 멀어지는 형태가 된다. 또한, 슬개상낭 내에 체액이 저류된 경우에 무릎을 심굴곡하면 체액의 대부분은 공간이 넓은 외측으로 이동한다. 외측 조직의 외측광근이나 중간광근은 체액이 저류됨에 따라 표면으로 밀어내는 형태가 된다. 그러면, 외측 조직을 중심으로 무릎 굴신축으로부터의 거리가 멀어져 무릎 굴곡 시 여분의 활주 거리를 요하는 형태가 된다.

운동요법에서는 슬개상낭 내의 삼출을 효율적으로 흡수시켜 대퇴사두근건의 원위 활주를 방해하지 않는 것이 목적이다. 치료는 quadriceps setting이 효과적인 방법이라고 생각한다. 대퇴사두근의 근수축을 종말 신전범위까지 충분히 시행함으로써 동적 지지성을 얻을 수 있다. 따라서 무릎관절 불안정증의 완화와 삼출의 경감을 기대할 수 있다. 또한, 슬개상낭의 확장과 축소를 반복적으로 시행함으로써 삼출의 흡수 효율을 높이는 계기가 되기도 한다.

슬개상낭 내의 삼출은 천자를 통해 감소시킬 수 있지만 근본적인 기능 회복이 이루어지지 않는 한 다시 체액이 저류된다.

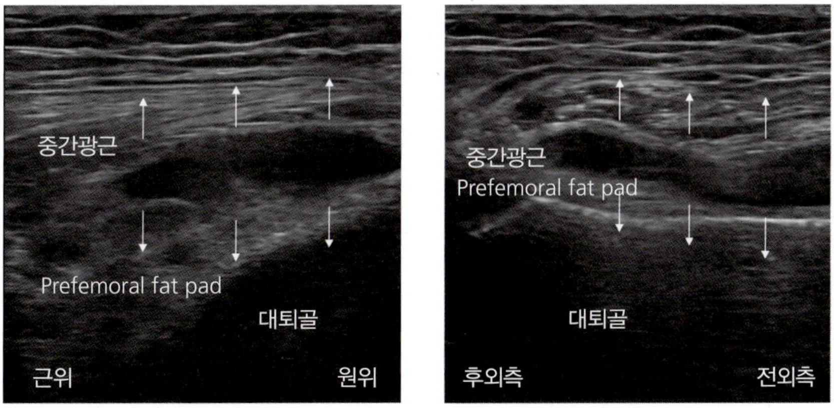

장축　　단축

무릎관절을 심굴곡하면 슬개상낭 내의 체액은 모두 외측으로 유출되어 슬개상낭의 전후 지름이 증가해 무릎 신전기구의 신장과 활주를 방해한다.

C18 슬개상낭 내 삼출에 따른 무릎 심굴곡 제한

19 대퇴직근의 단축 검사

대퇴직근의 단축 검사 방법에 대해 서술한다(**C19a**). 대퇴직근의 단축 정도는 검사 쪽 고관절을 신전 자세, 비검사 쪽의 고관절을 굴곡 자세(약 100°)로 한다. 이와 같은 자세에서 검사를 시작하면 골반을 확실하게 고정할 수 있다. 그 상태에서 검사 쪽의 무릎관절을 굴곡시켜 그 각도를 측정한다.

무릎관절을 굴곡할수록 슬개골은 원위 방향으로 활주하며, 이를 멈추는 시점의 무릎관절 굴곡 각도를 측정한다. 또한, 슬개골의 활주가 멈춘 후 무릎관절을 굴곡해도 슬개인대나 슬개지대가 과도하게 신장되는 것임에 유의한다.

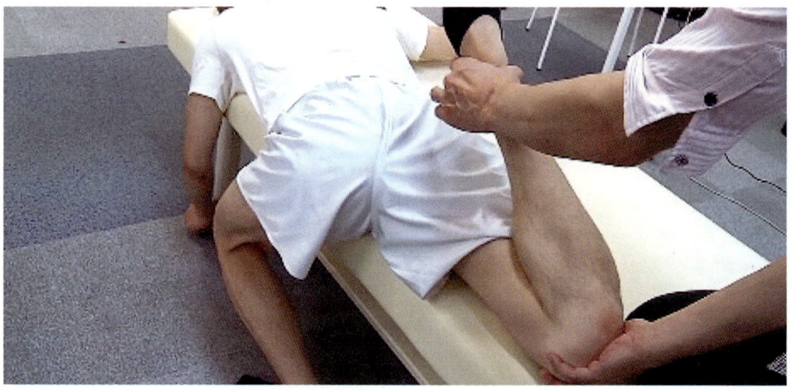

C19a 대퇴직근의 단축 검사

무릎관절의 굴곡 각도는 신전기구의 신장성과 활주성에 의존하는 면이 크다. 따라서 대퇴사두근에 대한 치료를 고찰하는 것이 중요하다. 또한, 무릎관절의 굴곡 각도를 얻기 위해서는 무릎관절의 신전 제한(extension lag)이 회복되어 있어야 한다.

즉, 대퇴사두근이 원활하게 신장하거나 활주하는 환경을 만드는 것이 운동요법의 목적이다. 또한, 슬개인대나 슬개지대로 구성된 IFP의 구획은 확보된다.

무릎관절의 기능 회복은 신전기구의 기능 회복이라고 해도 과언이 아니다.

여기서 대퇴직근의 유연성을 얻기 위한 구체적인 방법을 소개한다.

C19b처럼 대퇴직근 단축 검사와 마찬가지로 엎드린 자세(복와위)에서 반대쪽 고관절을 굴곡 자세로 하고, 치료 쪽 무릎관절을 굴곡하여 대퇴직근을 신장 자세로 한다.

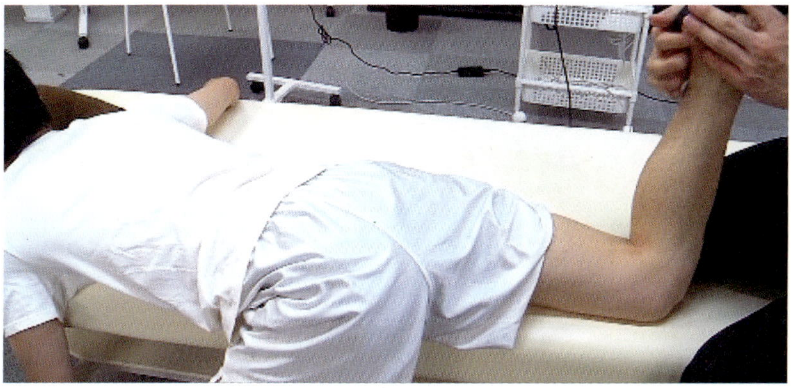

C19b 치료 쪽의 무릎관절을 굴곡하여 대퇴직근을 신장 자세로 한다.

이 자세에서 치료 쪽 무릎관절 신전 방향으로 가벼운 등척성 수축(isometric contraction)을 실시하고, 신속하게 구심성 수축으로 전환한다. 그 후, 다시 대퇴직근을 신장 자세로 한다(C19c).

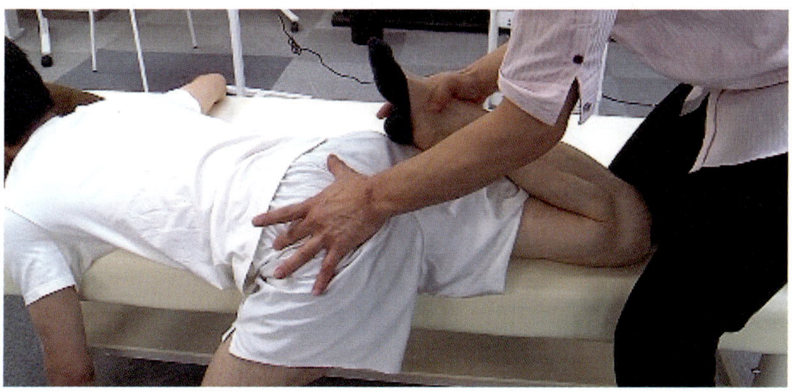

C19c 치료 쪽의 무릎관절 신전 방향으로 가벼운 등척성 수축을 한다.

이러한 일련의 조작을 반복하여 대퇴직근의 신장성을 개선해 나간다. 그리고 대퇴직근 단축 검사가 음성화되는 것을 목표로 한다.

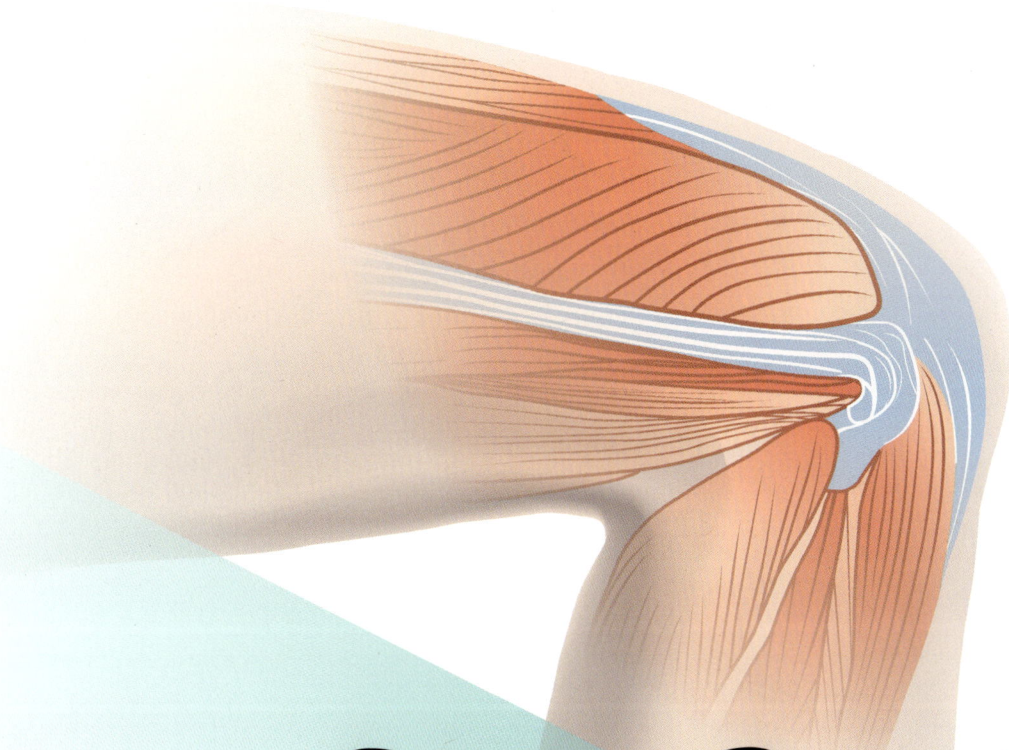

Step 3

무릎 내측면의 조직과 장애

20 무릎 내측부의 압통점

무릎 내측부의 압통점은 내측광근, 내측슬개지대, IFP(내측), 내측 관절간격부, 내측 반월판 변연부, 내측측부인대, 거위발 부착부, 반막양근건 등에서 확인된다.

무릎 내측부에 압통점이 있는 조직은 부정렬(mal-alignment)의 영향이 관련된 경우가 흔하다. 따라서 대퇴부에 대한 하퇴부의 운동 방향을 잘 관찰하는 것이 중요하다. 특히, 하퇴의 외회전은 내측 지지기구에 부하가 가해지기 쉬우므로 간과해서는 안 된다.

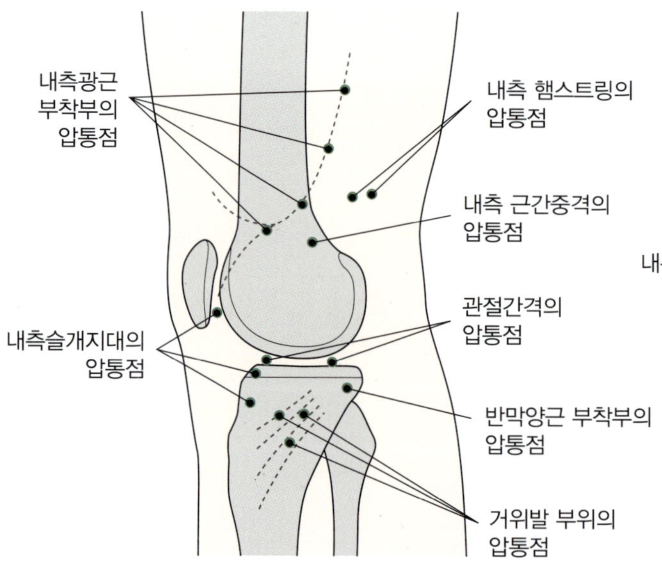

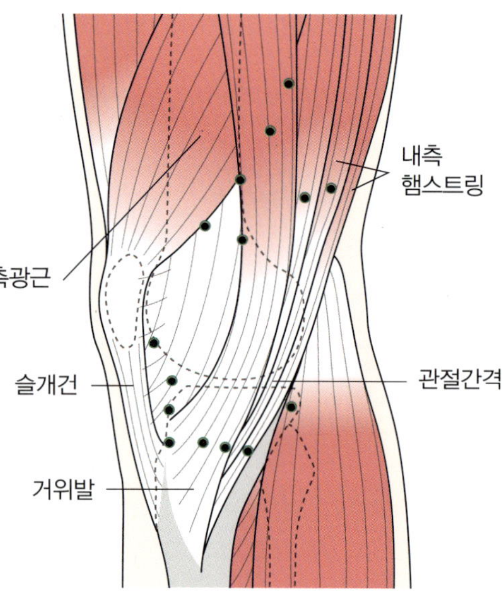

C20 무릎 내측부의 압통점[1)]

21 내측측부인대와 반막양근건

무릎 내측부 중에서 내측측부인대(medial collateral ligament, MCL)와 반막양근건 사이에 압통이 호발하나 정확하게 통증을 제거하기 위해서는 해부학적 지식이 중요하다.

● 포인트

MCL은 표층에 위치하는 전사주인대(anterior oblique ligament, AOL)와 심층에 위치하는 후방경사인대(posterior oblique ligament, POL)가 주축으로 존재한다.

AOL과 POL 사이에는 반막양근건이 존재한다.

반막양근건과 AOL · POL 사이에는 점액낭이 존재하여 건(힘줄)의 활주성을 높인다.

무릎관절을 신전함에 따라 반막양근건의 활주(sliding)성이 요구된다.

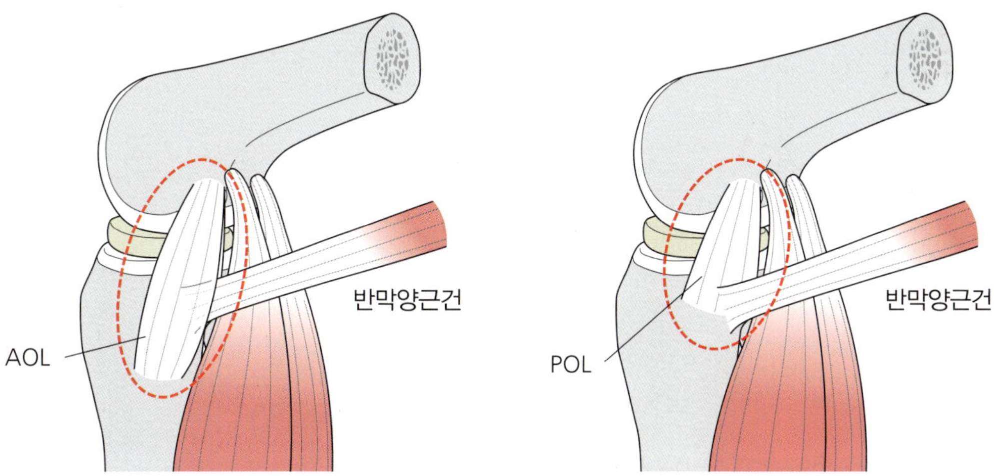

C21 내측측부인대와 반막양근건[5)]

내측측부인대의 표층(AOL)과 심층(POL) 사이에는 반막양근건이 있다.
반막양근건은 POL의 표층에 덮여 심층조직과 결합한다.

22 반월판 주위의 혈관 분포

반월판은 알파벳 C자와 같은 형태로 충격을 흡수하는 작용을 한다(**C22a**). 사체의 반월판 활막 혈관부에 먹물 희석액을 주입하면 반월판 외연 1/3은 염색되어 해당 부위에 신경이나 혈관이 풍부하게 존재하는 것을 알 수 있다(**C22a, b**). 이는 반월판의 외연은 치유 능력을 기대할 수 있는 동시에 침해 자극에 의해 통증을 일으키는 것을 의미한다. 또한, 반월판의 외연에 파열이 생기면 염증기에는 파열 부위 주변에 통증을 일으키지만, 염증을 진정시킨 후에는 관절 내에서의 걸림이나 충돌(impingement)로 인해 통증을 일으킨다. 또한, 반월판 중앙과 내연 1/3은 기본적으로 신경이나 혈관이 존재하지 않는다. 따라서 이 부위에서의 파열은 통증이 발생하지 않는다.

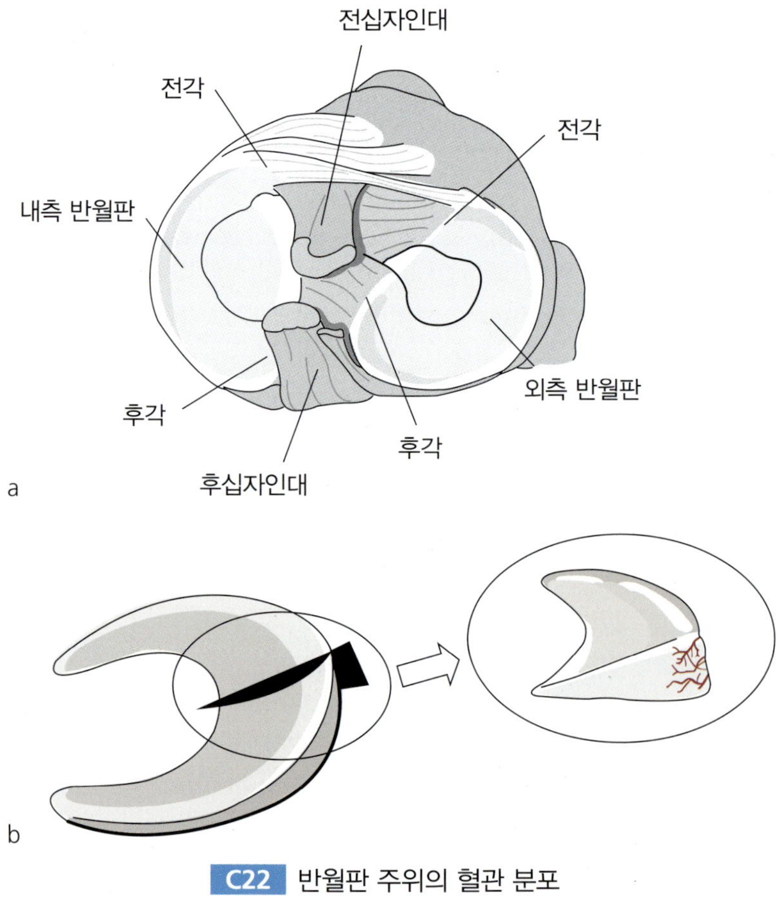

C22 반월판 주위의 혈관 분포

23 정상 무릎의 내측 반월판(MM) 초음파 영상

반월판을 초음파 영상으로 관찰하면 정상 무릎에서는 대퇴골 원위단과 경골 근위단과의 변연부 높이는 반월판 외연과 거의 일치한다(**C23**). 또한, 반월판의 외연을 3개의 파트로 나누어 관찰하면 전각(anterior horn)과 체부(body) 레벨에서는 MCL과 접촉하고, 후각(posterior horn) 레벨에서는 반막양근건과 접촉하고 있다. 이들 조직은 내측 반월판(medial meniscus, MM)과 섬유성에 유합하며, MCL과 반막양근건은 견고하게 결합되어 있다.

따라서 무릎관절을 신전하면 MCL에 이끌려 MM은 전방으로 이동하고, 굴곡하면 반막양근건에 견인되어 MM은 후방으로 이동한다.

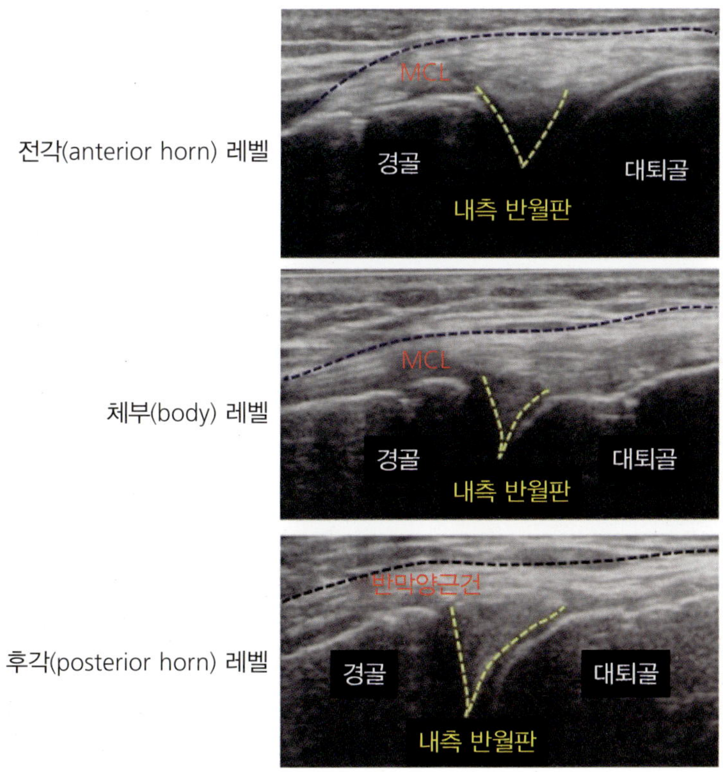

C23 정상 무릎의 내측 반월판(MM) 초음파 영상

24 반월판 손상과 통증

내측 반월판 손상과 무릎관절 내측부 통증이 확인된 증례를 제시한다(**C24**).

이 증례는 무릎관절을 내반·내회전 방향으로 강제하면 반월판 외연의 파열부가 분리되면서 동시에 통증이 확인되었다(**C24b**). 한편, 무릎관절을 외반·외회전 방향으로 강제하면 반월판 외연의 파열부는 폐쇄되어 통증이 없었다. 기본적으로 내측 반월판은 내반·외회전 강제로 인해 통증이 발생한다. 따라서 초음파 영상에서 관찰된 반월판의 동태가 반월판성 통증을 확인한 것은 아니라고 해석한다. 오히려 외연부 주위의 통각신경이 풍부하게 존재하는 활막조직에 기인한 통증일 가능성이 높다.

즉, 초음파 영상에서 관찰된 현상을 그대로 해석해 버리면 중요한 소견을 간과하게 된다. 반드시 이학적 소견과 영상 소견은 연결성을 가지고 병태를 확인할 필요가 있다.

이 증례와 같이 통증이나 불안정성이 발생하는 방향이 명확한 경우, 그 운동 방향을 제동하도록 구성한 운동요법의 시행도 중요하다. 또한, 깔창(insole)도 효과적인 수단이 된다.

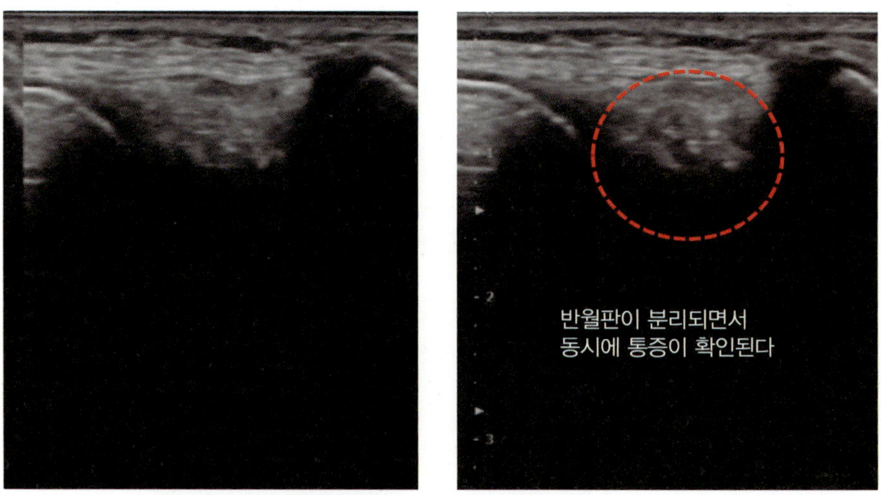

a : 반월판 스트레스 검사 전

b : 반월판 스트레스 검사 시

C24 반월판 손상과 통증

25 반월판 손상 증례의 통증 회복

퇴행성 무릎관절증(무릎 OA)을 보이며, 반월판성 통증(MM)이 확인되는 증례를 제시한다.

무릎관절의 굴곡 구축이나 고관절 내전근의 약화 등이 나타나면 무릎은 내반되어 하중선이 무릎관절의 후내측으로 집중된다. 이 때문에 MM이 변성하면 후내측부에 균열이 생기기 쉽고, 변연부는 관절 밖으로 밀려나는 형태로 관절간격에서 이탈(extrusion)한다. 또한, 보행 시에는 한층 더 하중압이 증가하기 때문에 이러한 현상이 더욱 현저해질 것으로 예상된다.

관절간격에서 이탈한 후 후내측의 변연부가 진행되면 POL이나 활막조직에 기계적 자극을 가하게 된다. 이것을 반복하면 무릎관절 후내측 열극부의 압통이나 보행 시 통증이 악화되고, 이것이 무릎 OA 증례에 많은 반월판성 통증의 발생기전이라고 보고 있다.

한편, 무릎관절 굴곡 구축의 제거와 고관절 내전근의 강화를 실시하여 무릎의 내반을 억제하면 하중선은 정중화하는 방향으로 수정된다. 그 때문에 반월판의 이탈은 경감되는 형태가 되고 이것은 초음파 영상에서도 확인이 가능하다(**C25a, b**). 이러한 현상이 확인된 경우에는 보행 시 나타나던 반월판성 통증이 개선되는 경우가 많다.

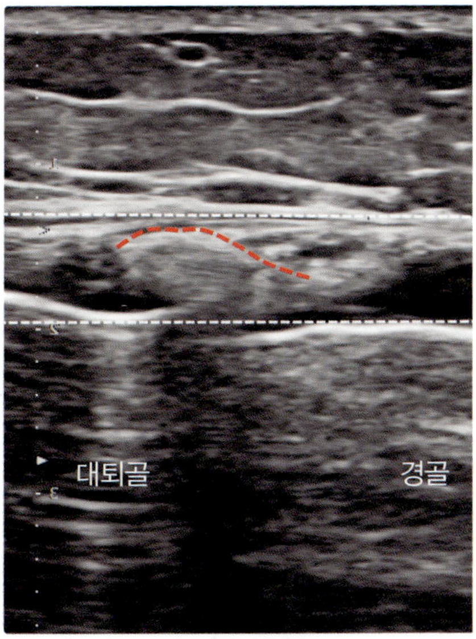

a : 비하중 상태

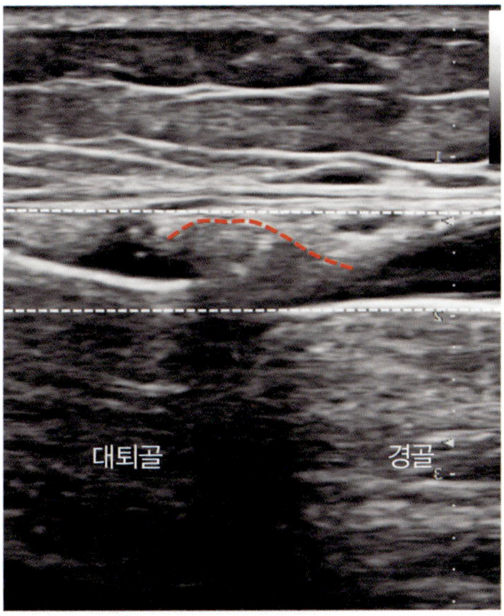

b : 하중 상태

C25 반월판 손상 증례의 통증 회복

하중에 따른 외측 편위는 보이지 않는다.

3 무릎 내측면의 조직과 장애

26 반월판 탈출도와 내측부 통증과의 관련

퇴행성 무릎관절증(무릎 OA)이 있으며, 대퇴골 내측상과와 경골 내측면 사이에서 반월판 외연부가 이탈하는 증례이다(C26). 경골 근위 내측연부터 반월판 외연까지의 거리를 측정하면 반월판 탈출 거리(mm)를 정량화할 수 있다.

반월판 탈출 거리가 증가하면 통증이 발현할 위험도 높아지며, 이에 더해 비하중 상태와 하중 상태와의 차이가 클수록 그 위험은 더욱 높아진다고 보고 있다. 또한, 탈출 거리는 무릎관절의 측방 동요성 크기에 따라 증가하는 경향이 있다. 따라서 무릎관절의 지지성·안정성을 고려한 치료는 결과적으로 반월판 외연부의 이탈을 억제하게 된다.

무릎 OA 증례에서는 세팅이나 SLR 등의 무릎 신전기구의 기능 회복을 목적으로 한 운동이 중요하며, 관절 내 움직임을 원활하게 하기 위해서도 충분히 실시해야 할 것이다.

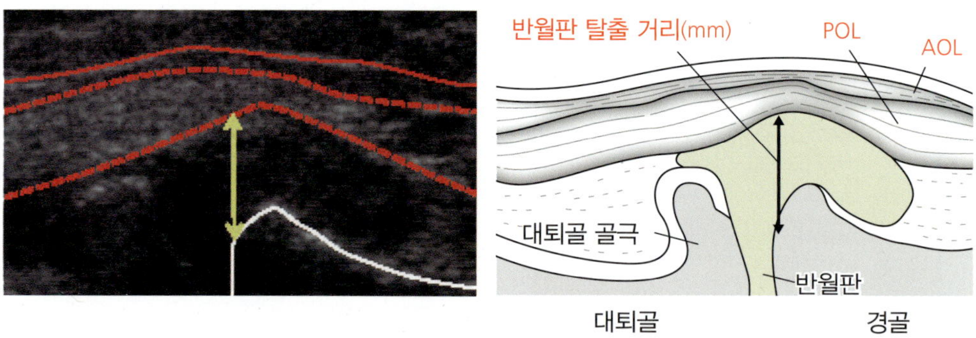

C26 반월판 탈출도와 내측부 통증과의 관련[7)]

27 반월판 탈출도와 내측부 통증과의 상관성

C27의 그림은 이탈한 반월판의 관절간격 내측면에서 압박을 가하는 보조기를 사용하여 탈출 정도의 경감과 통증의 변화에 대한 연구 데이터를 나타낸 것이다. 이 연구에 의하면 보조기를 이용해 반월판의 탈출 정도가 경감되면 무릎관절 내측부 통증의 통증 점수가 높아진다(호전된다). 상관계수는 r=−0.46으로 p값=0.001이라는 중간 정도의 상관관계를 얻을 수 있다.

임상에서도 비하중 시와 하중 시의 차이가 감소하여 하중 시의 탈출 거리가 경감되면 무릎관절의 내측부 통증이 완화되는 것이 확인된다. 즉, 반월판의 탈출 정도와 통증은 상관관계가 있으며 탈출이 교정됨에 따라 반월판성 통증은 회복하게 된다.

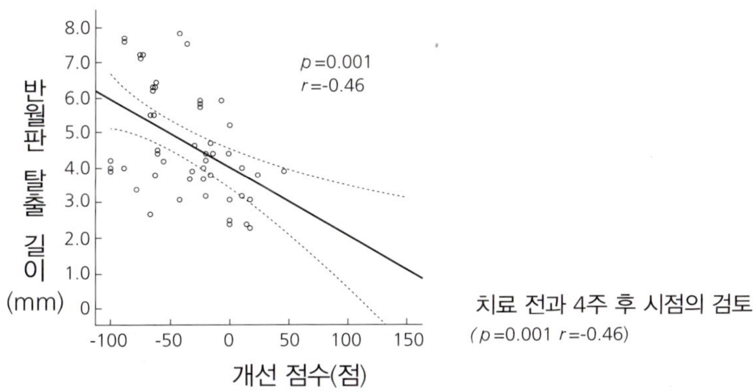

C27 반월판 탈출도와 내측부 통증과의 상관성[7]
반월판의 탈출 정도와 통증은 상관관계가 있다.
반월판 탈출이 교정됨에 따라 통증은 경감한다.

● 메커니즘과 그 개선 방법

무릎관절의 굴곡 구축과 하퇴의 과외회전 자세를 동반한 보행은 반월판을 후내방으로 이탈시키는 부하가 된다. 젊은 여성은 대퇴 내회전 자세, 하퇴 외회전 자세를 보이는 경우가 많으나, 나이가 들면서 내전근이 약화하여 고관절이 외회전 자세가 되면 하퇴는 더욱 외회전(과외회전) 자세가 되어 무릎관절을 굴곡시켜 입위(선 자세)를 유지하게 된다. 이 자세로 보행하면 무릎관절에 하중과 회전 스트레스가 가해지기 때문에 반월판의 변연부에는 축압이나 염전력이 가해진다. 이러한 침해 자극이 반복되면 반월판의 이탈이 진행되어 결국 통증이 발생하게 된다. 즉, 반월판성 통증 증례에 있어 보행 시 통증을 완화하기 위해서는 대퇴골에 대한 경골의 과외회전과 무릎관절의 굴곡 구축을 제거함으로써 반월판의 이탈은 교정될 가능성이 높다고 보고 있다.

28 거위발 부위의 해부도 ①

거위발 부위는 봉공근(sartorius muscle), 박근(gracilis muscle), 반건양근(semitendinosus)의 부착부 건(힘줄)이 마치 거위의 발과 같은 형태를 하고 있기 때문에 그렇게 불리며 전방부터 봉공근, 박근, 반건양근 순으로 배열되어 있다(**C28**).

봉공근은 전방에서 부채꼴로 넓어지듯이 존재하며, 박근이나 반건양근도 건 자체는 가늘지만 정지부에서는 부채꼴로 확대되면서 부착되어 있다.

후내측에는 하퇴근막이 비복근의 내측두를 덮는 형태로 존재하는데 이 부위와 부착되어 있는 박근, 반건양근은 하퇴근막의 긴장에 영향을 받기 쉽다. 따라서 족관절의 배굴에 의해 하퇴근막을 원위로 견인하게 되면 이들 근육들도 함께 신장된다.

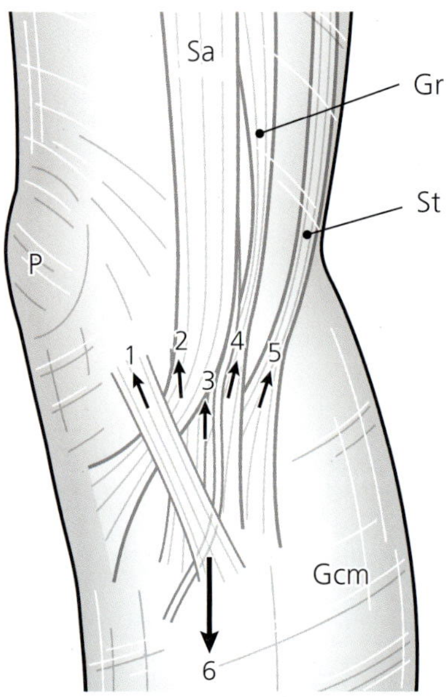

1. 표층의 세로축 섬유다발
2. 봉공근건과 심부에 위치하는 심층의 세로축 섬유다발
3. 반막양근건 부착부의 확대
4. 박근건(주건), 박근건막(부건)
5. 반건양근건(주건)과 반건양근건막(부건)
6. 하퇴근막

C28 거위발 부위의 해부도 ①[8)]

세로축 섬유는 대퇴근막의 일부이며, 근위 부착부는 대퇴골 내측의 관절낭, 원위 부착부는 MCL 경골 부착부의 근위 후방부이며, AOL과 교차하듯이 주행한다.

29 거위발 부위의 해부도 ② - 복재신경 관련 통증

거위발 부위를 덮는 근막을 떼어내면 거위발을 구성하는 근육을 지지하기 위해 표층의 세로축 섬유다발이 존재한다(**C29**). 이 밴드의 존재 의의는 상완이두근 장두근건이 주행하는 결절간구(intertubercular sulcus)에 연결하는 횡인대와 같은 역할이라고 생각되어 봉공근의 역할을 표면으로부터 제어하고 있다.

대퇴 원위부를 주행하는 봉공근의 바로 심층에는 복재신경(saphenous nerve, SN)이 위치한다. 어떠한 원인으로 봉공근에 단축이나 활주장애가 발생하면 복재신경에 압자극을 가하는 형태가 되어 복재신경성 통증이 발생한다. 복재신경의 지배영역은 무릎에서 하퇴에 걸친 내측면이며 이곳 영역에 통증이나 마비가 나타나는 경우에 대해서는 신경성 통증을 고려해야 한다.

한편, 봉공근의 신장성과 활주성을 확보하면 복재신경 자극이 완화되기 때문에 복재신경성 통증은 완화된다. 다만 봉공근은 해부학적인 형태에서 수축이나 스트레칭을 하는 것이 다소 복잡하여 정확하게 이미지화한 후 치료하지 않으면 적절한 효과를 얻을 수 없다는 것에 유의한다.

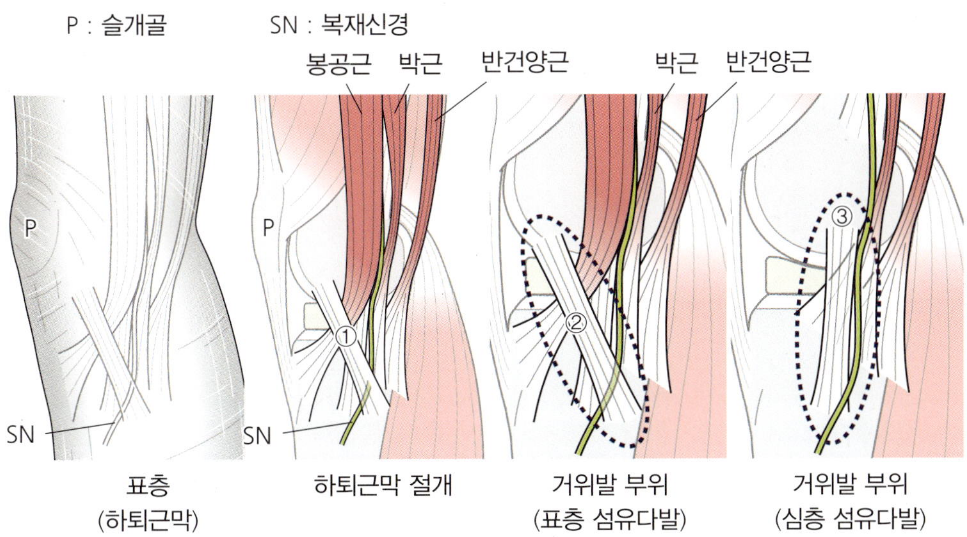

C29 거위발 부위의 해부도 ②[8] 복재신경 관련 통증

①② 봉공근건의 표면을 표층의 세로축 섬유다발이 교차하고 있다.
③ 박근건의 표면을 심층의 세로축 섬유다발이 교차하고 있다.

30 거위발 부위의 해부도 ③

박근과 반건양근건은 대퇴 원위부에서는 근육에서 건으로 바뀌고 하퇴 근위부에서는 부채꼴로 펼쳐지는 건막 형태의 조직이다(C30a). 압통 소견은 박근건 쪽에 많이 나타나며 경골 근위 내측과 부위에 더 자주 발생한다. 한편, 반건양근건은 박근과 나란히 주행하나 압통 소견을 확인할 수 있는 경우는 거의 없어 매우 흥미롭다(C30b).

내측측부인대의 표층(anterior oblique ligament, AOL)과 내측측부인대(medial collateral ligament, MCL) 사이에는 점액낭(거위발낭)이 존재하여 거위발건의 활주 자극을 완충해주고 있다. 그러나 반복되는 자극은 거위발낭염을 일으켜 보행이나 러닝 시 통증이 발생하게 된다(C30c).

박근건과 반건양근건은 비복근 내측두를 덮고 있는 근막으로 부착부가 뻗어 있어 외상 등으로 이들 건과 근막이 유착되면 활주성이 저해될 수 있다. 따라서 박근건이나 반건양근건 장애에 대해서는 각 근육의 신장검사를 족관절 저굴 자세와 배굴 자세로 비교할 필요가 있다. 족관절 배굴 자세에서 양성이 된 경우는 근막과의 유착이 의심되며, 치료에서는 이 조직 사이에 활주를 포함한 전략이 필요하다(C30d).

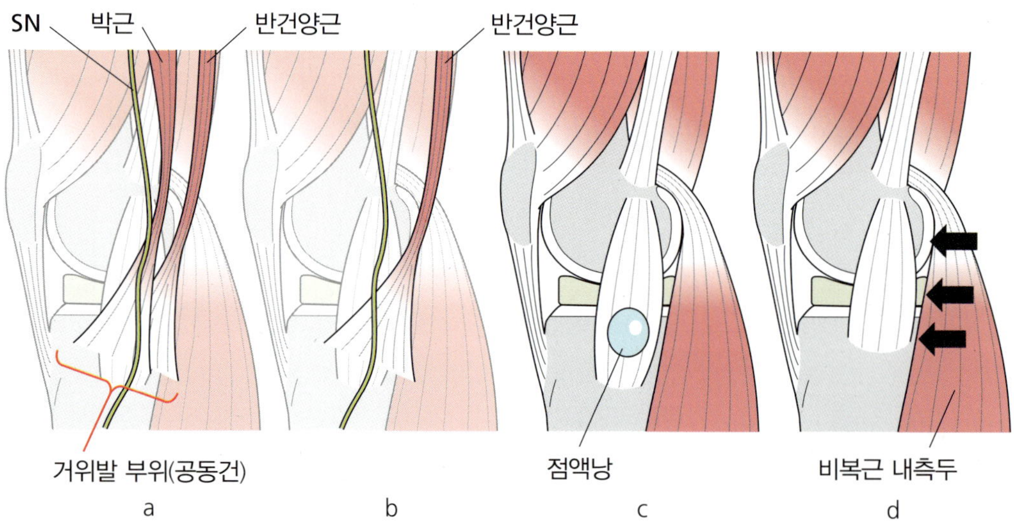

C30 거위발 부위의 해부도 ③[8]

거위발 부위는 공동건을 구성하고 있지만 이들은 건막을 가지며 막 모양으로 확장되어 결합하고 있다. d의 화살표는 유착을 일으키고 있는 부위를 가리킨다.

31 거위발건의 스내핑증후군 (snapping syndrome)

거위발건은 하퇴부에서는 선반 형태로, 경골 내측과에서 MCL의 표층에 걸쳐 주행하고 있다. 또한, 거위발건은 무릎관절 굴곡 시 후방으로, 신전 시 전방으로 활주하면서 거위발건과 MCL과의 마찰을 완충하기 위해 점액낭(거위발낭)이 존재한다(**C31**).

그러나 거위발 구성근의 단축과 조직 사이의 유착을 확인하는 경우, 이 부위를 제대로 활주하지 못해 스내핑 등이 발생해 곧 통증이 발생하게 된다.

거위발염의 통증은 거위발건 장애(증)와 거위발낭염으로 나뉜다. 전자는 선택적 신장검사에서 양성으로 나타나기 쉽고, 기본적으로 건을 따라서 압통이 확인된다. 후자는 거위발낭에 압통과 종창 등이 확인된다. 또한, 대부분의 거위발염은 거위발건 장애로 조직 사이의 마찰(friction)이나 건골 사이에서의 견인력(traction force)이 병태의 발현 인자가 된다.

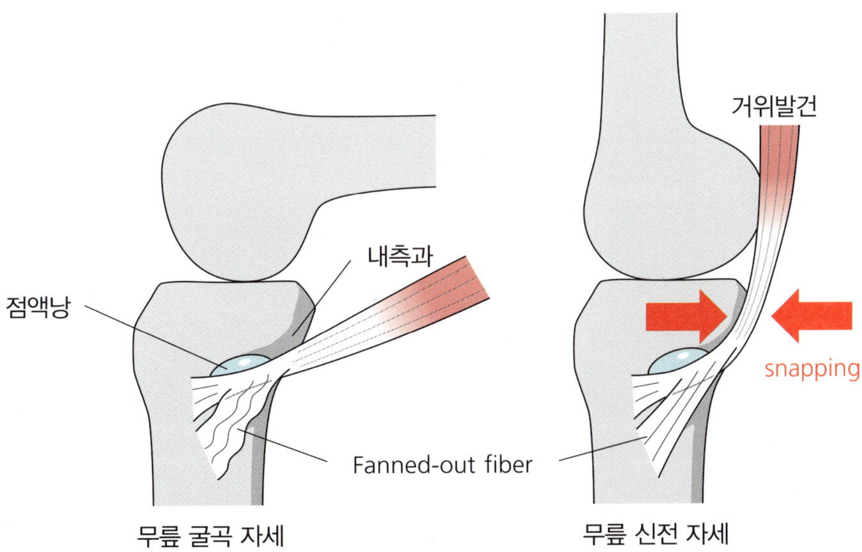

C31 거위발건의 스내핑증후군(snapping syndrome)[9]

32 거위발건 장애의 발생기전

거위발 구성근은 하퇴의 과외회전을 제동하는 기능이 있으며, 거위발염은 스포츠와 무릎 OA 사례에서 자주 발생하는 것으로 알려져 있다.

동작분석을 하면 스포츠 손상의 대부분은 젊은 층이며 고관절 내회전 자세 · 무릎관절 외회전 자세(knee in toe out)를 보이는 부정렬이 확인된다. 따라서 러닝이나 점프동작을 반복하면 거위발 구성근은 과도한 원심성 수축(eccentric contraction)이 요구되어 나중에 거위발염으로 발병하게 된다. 또한, 무릎 OA로 인한 경우는 대부분 고관절 외회전 자세 · 무릎 과외회전 자세(knee external rotation)를 보이는 부정렬이 확인된다. 그 때문에 보행으로 하중이 가해지면 거위발을 구성하는 근은 과도하게 원심성 수축이 요구되고 거위발염이 발병하게 된다.

이와 같이 거위발 구성근이 과사용(over use)되면 근연축과 근단축을 일으켜 경골 근위 내측부에서는 마찰 자극이 되고, 이에 더해 거위발 부착부에서는 과견인 자극이 되어 본 병태가 발병한다고 생각된다(**C32**).

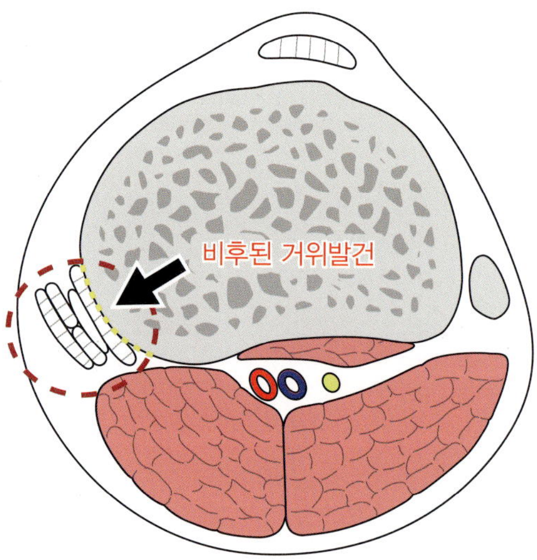

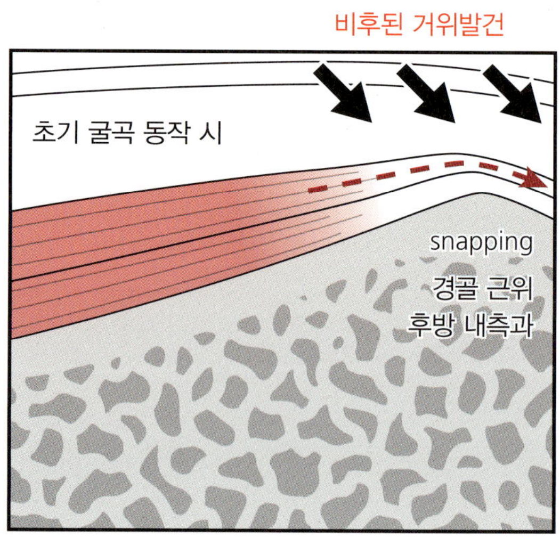

C32 거위발건 장애의 발생기전[10)]

33 봉공근의 선택적 신장 평가

거위발을 구성하는 봉공근, 박근, 반건양근은 각각 선택적으로 신장할 수 있다. 봉공근, 박근, 반건양근을 선택적으로 신장하여 평가하는 방법에 대해 설명한다.

봉공근(sartorius muscle)의 신장 평가란 고관절을 신전·내전·내회전 자세로 하고, 거기에서 무릎관절을 신전함으로써 신장 자극을 가하여 통증을 확인하는 검사이다(**C33**).

봉공근의 수축작용은 고관절이 굴곡·외전·외회전, 무릎관절이 굴곡이다. 한편, 스트레칭은 수축방향과는 역방향으로 고관절이 신전·내전·내회전 자세, 무릎관절이 신전 자세이다.

봉공근건증은 종종 볼 수 있는 병태로 대부분 박근건염과 합병해 발생한다. 압통 소견은 대퇴 원위부로부터 정지부에 걸쳐 확인되는 경우가 많다.

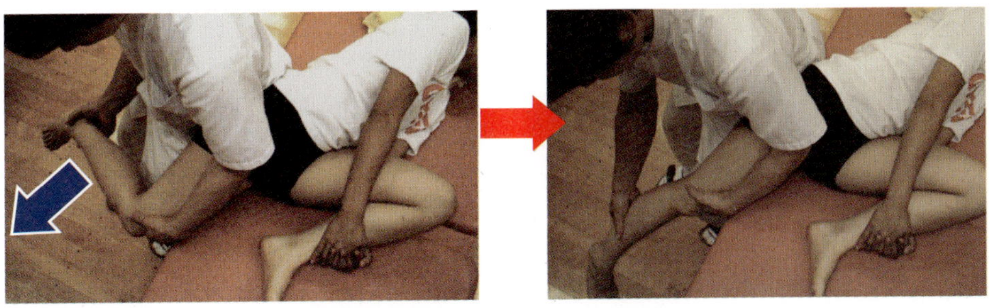

C33 봉공근의 선택적 신장 평가

34 박근의 선택적 신장 평가

박근(gracilis muscle)의 신장 평가란 고관절을 외전(경도의 내회전을 가하면 좋다) 후 무릎관절을 신전함으로써 신장 자극을 가하여 통증을 확인하는 검사이다(**C34**).

박근의 작용은 고관절 내전·외회전, 무릎관절 굴곡이다. 한편, 스트레칭은 수축 방향과는 역방향으로 고관절 외전·내회전 자세, 무릎관절 신전 자세이다.

이 검사는 족관절을 배굴시켜 비복근 내측부를 덮는 근막을 원위로 견인해 양성인 경우, 조직 사이의 유착을 고려한다. 거위발염 중 가장 흔해 거위발염을 박근건증이라고 할 수 있을 정도이다. 압통 소견은 내측측부인대(MCL)의 원위 또는 경골 근위 내측과로 활주 자극을 받기 쉬운 부위에서 자주 발생한다.

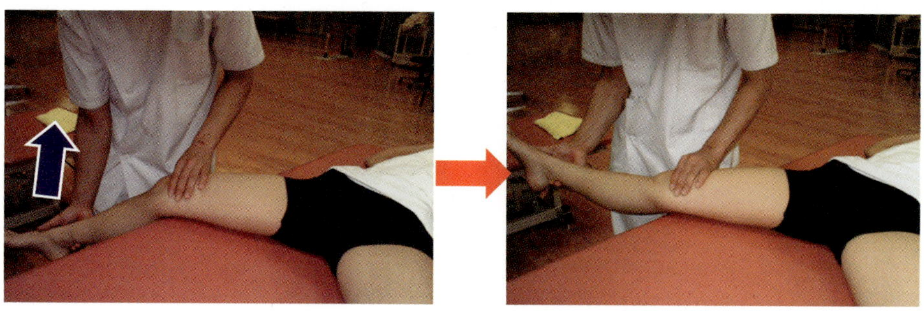

C34 박근의 선택적 신장 평가

35 반건양근의 선택적 신장 평가

반건양근(semitendinosus muscle)의 신장 평가란 고관절을 60° 굴곡 후 무릎관절을 신전함으로써 신장 자극을 가하여 통증을 확인하는 검사이다(C35).

반건양근의 작용은 고관절 신전과 무릎관절 굴곡이다. 한편, 스트레칭은 수축 방향과는 반대로 고관절 굴곡, 무릎관절 신전 자세이다.

이 검사는 그 밖의 햄스트링이 단축되었을 때에는 반건양근에 신장 자극이 가해지기 전에 중단된다. 대퇴 후면부에 신장통을 호소하는 경우 햄스트링이 타이트해졌다고 판단한다.

또한, 요추추간판탈출증 증례에서는 이 검사로 인해 좌골신경이 과긴장하여 통증이 발생하는 경우가 있다. 이 때 발생하는 통증 부위는 거위발 부위가 아닌 좌골신경 영역이며 통증의 종류는 전격통증(shooting pain)이다. 더불어, 좌골신경 증상과의 감별이 어려운 경우, 슬와부에 좌골신경이 주행하고 있어 그곳에 압자극을 가해 보면 좋다. 즉, 반건양근의 신장 평가는 다른 증상과 유사한 소견이나 증상을 보이는 경우가 많으므로 유의한다.

반건양근건증이 거위발염으로 발병하는 경우는 드물지만 때로는 거위발건 전체가 동시에 발병하는 경우가 있다.

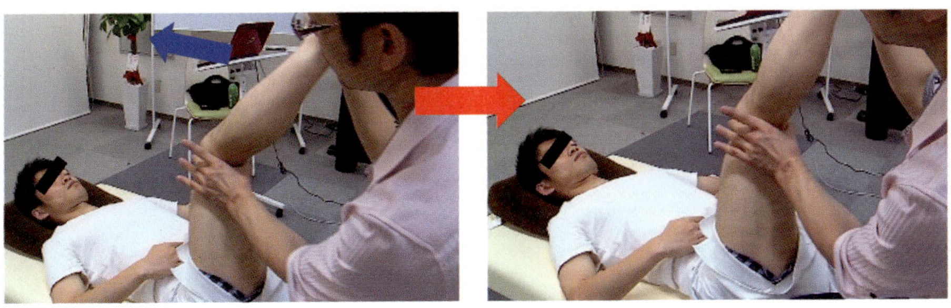

C35 반건양근의 선택적 신장 평가

36 반건양근 · 반막양근의 해부

반건양근 · 반막양근의 해부도이다(C36). 반건양근은 근실질부보다 근건이행부나 건 성분이 긴 것이 특징이다. 반막양근은 건보다 근실질부가 길고, 두꺼운 것이 특징이다. 근단축은 기본적으로 근실질부에서 발생하며 건에서는 발생하지 않는다. 그 때문에 내측 햄스트링에서는 반막양근이 구축의 대상이 된다.

반건양근 · 반막양근은 내측 햄스트링을 구성하여 공통된 작용으로 고관절 신전, 무릎관절 굴곡에 관여하며 고관절 굴곡, 무릎관절 신전으로 신장된다.

내측 햄스트링의 내측 전방에는 (고관절)내전근이 존재한다. 박근은 얇은 건으로 주행하며, 대내전근은 두꺼운 근으로 주행하여 대퇴부의 둘레에 영향을 미친다. 또한, 반막양근건은 박근건과 동반주행하기 때문에 촉진 시 주의가 필요하다.

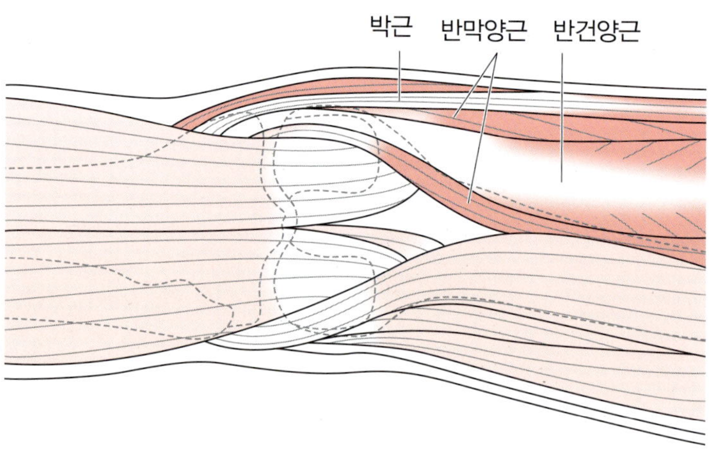

C36 반건양근 · 반막양근의 해부[2)]

반건양근은 근실질부보다 근건이행부나 건 성분이 긴 것이 특징이다. ACL 파열에서는 반건양근건을 재건 재료로 사용하는 경우가 많으며, 이 경우 반건양근의 기능부전은 피하기 어렵다.
반막양근은 건보다 근실질부가 길고, 두꺼운 것이 특징이다.
타이트한 햄스트링으로 SLR이 제한된 경우의 대부분은 반막양근과 대퇴이두근의 단축이다.

37 반건양근의 운동기능

반건양근의 운동기능을 나타낸 그림이다(**C37**). 교과서적으로는 반건양근의 작용은 하퇴의 내회전운동으로 기재되어 있다. 그러나 기시부가 좌골결절, 정지부가 경골조면 내측부이며 순수한 하퇴의 내회전운동이 아니라 기시 정지 사이를 최단거리로 가깝게 하는 회전 방향이라는 점에 유의한다. 또한, 주행 양상을 고려하면 반건양근은 반막양근보다 하퇴의 내회전운동을 강조해야 촉진이 쉬워진다.

더욱이 햄스트링의 신장 상태는 고관절 굴곡 자세에서의 무릎관절 신전이지만, 기시 정지 사이를 멀리하는 형태로 하퇴의 회전을 더함으로써 반건양근을 선택적으로 신장할 수 있다.

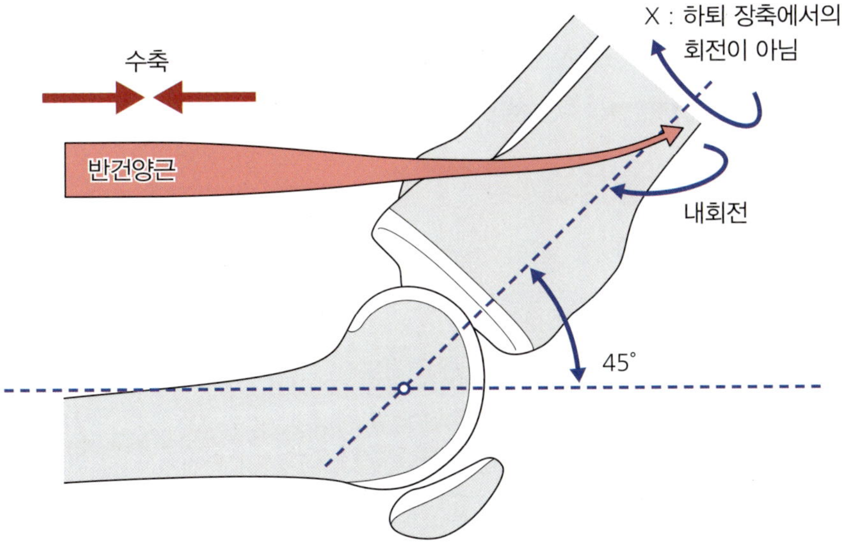

C37 반건양근의 운동기능[2)]

38 반막양근의 운동기능

반막양근(semimembranosus muscle)의 운동기능을 나타낸 그림이다(**C38**). 반막양근은 강력한 무릎관절 굴곡근이다. 기시부는 좌골결절이며 무릎관절 후내측을 지나서는 각각 분기하여 정지하는 특징적인 근육이다. 이 근육은 무릎관절 축의 근방에 부착하기 때문에 그 작용으로 경골의 후방 이동을 동반하며 무릎관절 굴곡 90° 정도에서 가장 강력해진다. 이에 더해 MM이나 후내측 관절낭의 후방 견인(외측 반월판도 포함할 수 있음), 하퇴의 내회전작용, 무릎 후방지지기구의 안정화 등의 기능이 있으나 여기서는 생략한다.

더불어 햄스트링의 신장 자세는 고관절 굴곡 상태에서 무릎관절의 신전이며, 경골의 내측을 전방 편위시키면 반막양근을 선택적으로 신장할 수 있다.

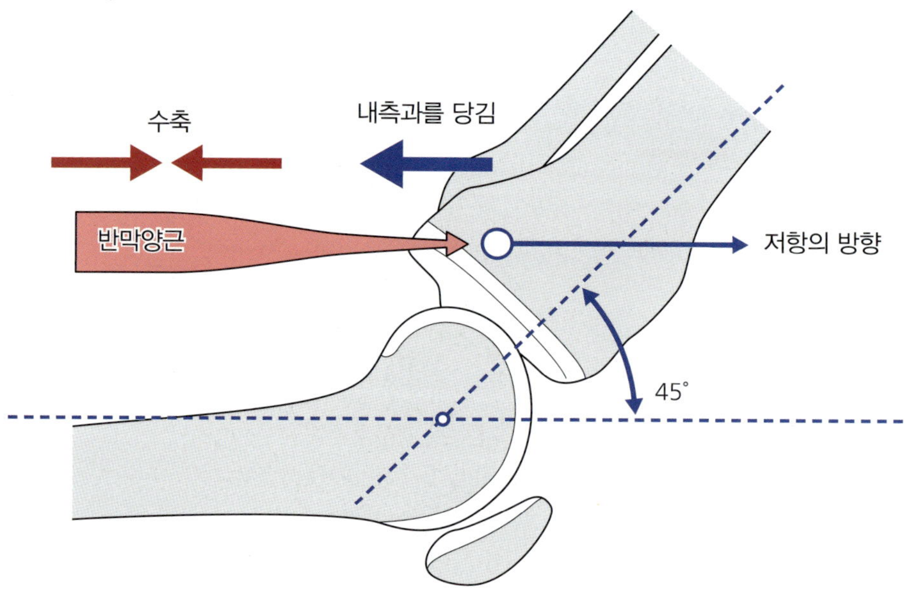

C38 반막양근의 운동기능[2)]

39 반막양근건의 해부

반막양근건의 해부를 나타낸 그림이다(C39). AA(anterior arm)는 MCL의 심층과 후사주인대(posterior oblique ligament, POL) 사이를 주행하여 반막양근건구의 전방에 부착한다. DA(direct arm)는 경골 내측과 후면에 부착한다. 또한 반막양근은 내측 반월판(medial meniscus, MM), POL, 사슬와인대(oblique popliteal ligament, OPL), 슬와근막에 각각 섬유를 연장시켜 부착한다.

이와 같이 반막양근건은 폭넓게 분기하여 후내측 및 후외측 지지기구로서 중요한 역할을 하며, 구조가 언뜻 복잡해 보이지만 해부를 잘 이해하면 난치성 무릎관절의 굴곡 구축이나 종말 굴곡 영역의 치료가 원활해진다.

관절은 신전하면 정적·동적 지지기구의 긴장이 높아져 효율적으로 하중을 지지할 수 있다. 따라서 보행 시 뒤꿈치 접지기에는 무릎관절의 충분한 신전 영역이 필요하다.

반면에 무릎관절 굴곡 자세에서는 정적 지지기구가 이완되기 때문에 하중을 지지하는 것이 어려워진다. 따라서 보행 시 무릎관절을 굴곡한 상태로 뒤꿈치 접지기에 들어가면 하중응력(load stress)은 동적 지지기구에 의존하는 형태가 된다. 무릎 신전기구를 비롯해 근력 저하가 확인되는 경우에는 무릎관절에 불안정성이 발생하게 된다.

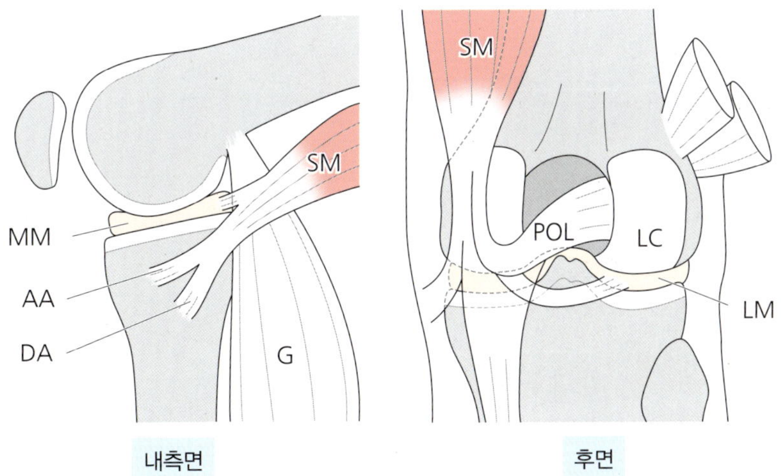

C39 반막양근건의 해부[19)]

반막양근건은 폭넓게 분기해 후내측과 후외측 지지기구로서 중요한 역할을 한다.

40 반막양근건구를 주행하는 건의 양상

반막양근건구를 주행하는 AA(anterior arm)와 경골 내측과 후면에 부착하는 DA(direct arm)의 기능해부를 나타낸 그림이다(**C40**).

반막양근은 무릎관절 90° 굴곡 자세에서는 반막양근과 비복근은 직교하는 형태로 주행하고 AA나 DA는 근실질부에 대해서 평행해진다.

한편, 무릎관절 신전 자세에서는 반막양근과 비복근이 약간 평행해지고, AA나 DA는 근실질부에 대해서는 직각이 된다. 또한, 반막양근건구를 주행하고 있는 AA는 굴절되지만 반막양근건구 내에는 건 사이의 간격이 거의 없어 AA는 마찰 자극을 받기 쉬워진다.

반막양근은 강력한 무릎관절의 굴곡근으로 알려져 있으며, 무릎관절 90° 굴곡 자세에서는 레버 암이 길어지고 토크는 증가한다. 또한, 무릎관절 신전 자세에서는 screw home movement로 잠긴 무릎관절을 분리하는데 적합하다.

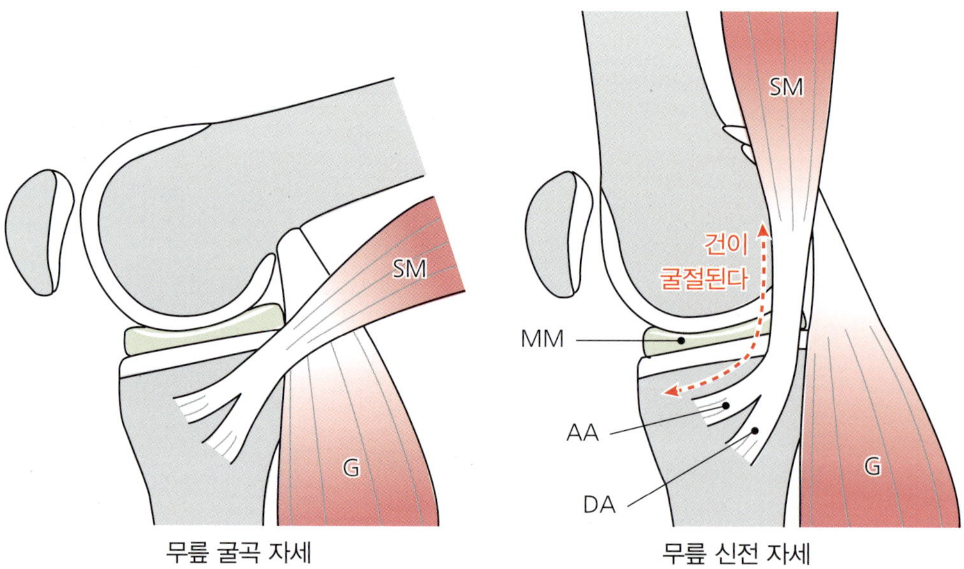

C40 반막양근건구를 주행하는 건의 양상[20)]

SM : 반막양근 G : 비복근

41 반막양근건구(AA 주행)의 형태

AA(anterior arm)는 무릎관절의 굴곡과 신전에 따라 반막양근건구 내를 활주하며, 무릎 OA 환자 중에는 이 고랑(groove) 내 골극이 형성될 수 있다. 골극은 원인 또는 결과일 수 있으며, 이와 같은 AA에 마찰 자극이 가해져 건염이나 변성 파열을 일으킬 수 있다. 또한, AA를 촉지한 상태로 무릎관절의 굴신운동을 반복하면 긁히는 듯한 마찰음을 확인할 수 있는 것이 특징이다(**C41**).

무릎관절 종말 신전 시 후방 지지조직은 긴장 상태가 되며 반막양근도 예외는 아니다. 따라서 정상적인 무릎이라고 하더라도 반막양근건과 조직 사이에 마찰 자극을 완화하기 위한 점액낭이 존재한다.

SGB(반막양근 비복근 점액낭, semimembranosus-gastrocnemius bursa)는 반막양근건과 비복근 내측두와의 간극에 존재하는 점액낭이다. 또한, 중고령자에게 슬와부가 종창하는 베이커낭종(Baker's cyst)이란 SGB(일명 베이커낭)에 의한 점액낭염이다.

SMB(반막양근건 내측측부인대 점액낭, semimembranosus-MCL bursa)는 반막양근건을 접은 C자 모양으로 존재하는 점액낭이다. SMB의 심층은 반막양근건과 경골 사이, SMB의 표층은 반막양근건과 MCL 사이에 존재한다.

내측 관절간격의 전후 중앙값을 기준으로 하여 그곳으로부터 2cm 원위부가 반막양근건과 SMB의 존재 부위이다. 따라서 이 부위에 압통이 확인되는 경우, 반막양근건 장애나 SMB의 점액낭염을 의심한다. 또한, 거위발낭은 내측 관절간격으로부터 5cm 원위부에 위치하므로 SMB와는 구별한다.

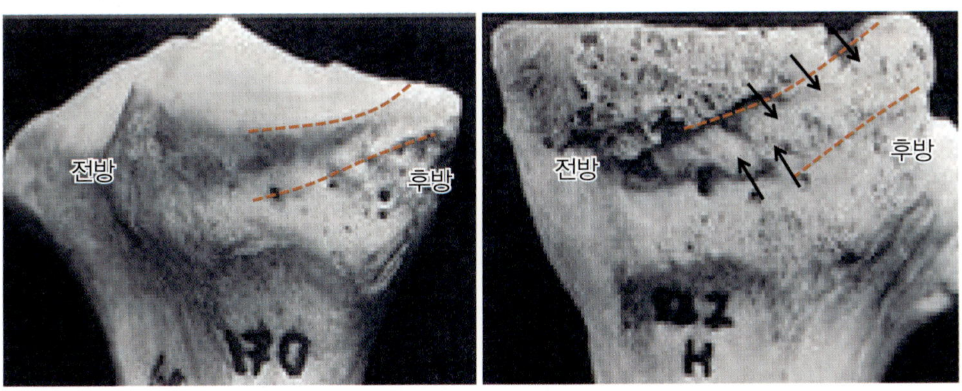

정상적인 무릎　　　　OA 무릎

C41 반막양근건구 내(AA주행)의 형태[20]

화살표는 골극을 가리킨다.

42 SMB의 해부

MCL과 반막양근건은 근접해 있으며, 양쪽에 가해지는 마찰 자극을 SMB가 완충하고 있다(C42).

낙상이나 스포츠로 인해 무릎관절에 외반·외회전 스트레스가 가해지면 MCL에 손상이나 파열을 보일 때가 있다. 기본적인 치료로 보존요법에 의한 외고정(external fixation)을 주로 선택하며, SMB에까지 염증이 퍼지면 MCL과 반막양근건은 유착이 생겨 활주성을 잃게 된다.

즉, MCL 손상이나 파열 후의 재활 치료에서는 MCL과 반막양근건의 활주성을 의식해 치료를 진행하는 것이 바람직하다.

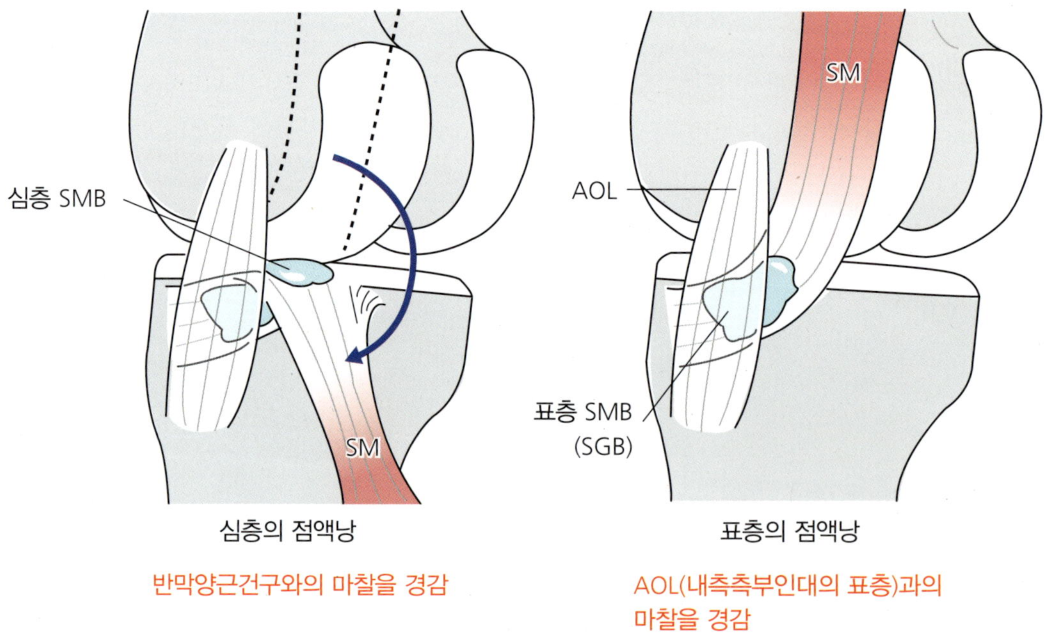

C42 SMB의 해부[21]

43 반막양근건과 SMB의 활주성

무릎관절 운동에 따른 반막양근건과 심층 SMB의 활주성에 대한 그림이다(C43).

무릎관절을 굴곡하면 SMB는 관절 내로 이동하며, 반막양근건은 경골 근위단 후면에서 멀어지므로 마찰 자극이 거의 발생하지 않는다. 그러나 무릎관절을 신전하면 SMB 심층은 관절 밖으로 이동해 반막양근건과 경골 근위단 후면 사이를 비집고 들어간다. 종말 신전 시에는 후방으로 돌출된 경골 근위단 후면을, 반막양근건이 기능적으로 변형되어 수용한다. 이때 생기는 마찰 자극은 심층 SMB에 의해 완충된다.

그림에는 나타나 있지 않으나 반막양근건과 MCL의 관계 역시 무릎관절을 굴곡하면 MCL(그중에서도 AOL)은 적당한 긴장을 유지하지만 반막양근건은 이완 상태가 되어 마찰 자극이 거의 발생하지 않는다. 한편, 무릎관절을 신전하면 MCL과 반막양근건의 긴장은 높아진다. 이 조직 사이를 표층 SMB가 비집고 들어가 마찰 자극을 완충시키고 있다고 생각된다.

그러나 반막양근의 단축, MCL 활주장애, 조직 사이의 유착 등이 생기면 SMB에 가해지는 마찰 자극은 더욱 증가해 통증 발생의 계기가 된다.

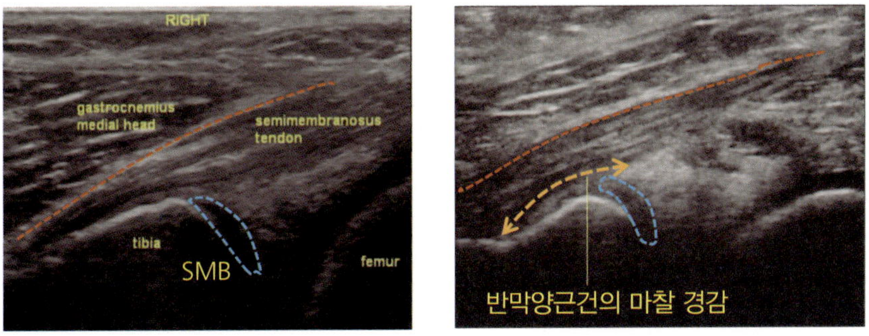

무릎관절 굴곡 자세　　무릎관절 신전 자세

무릎관절 신전 시 SMB는 반근막양근건에 가해지는 반막양근건구와의 마찰을 경감한다.

C43 반막양근건과 SMB의 활주성[22)]

경골 레벨에서는 반막양근건이 표층, 비복근 내측두가 심층에 위치하고 있다.

44 거위발건의 편위에 따른 반막양근건염

반막양근건과 거위발건의 해부도이다(**C44**).

반막양근건 장애의 발생기전에는 다양한 인자가 관련되는데 거위발건과의 해부학적 위치 관계도 그중 하나이다. 거위발건은 전방부터 봉공근건, 박근건, 반건양근건 순서로 주행하며 거위발을 형성하는 근위에서는 봉공근건, 박근건, 반막양근건, 반건양근건 순서로 주행한다. 즉, 반막양근건의 전방에는 박근건이, 후방에는 반건양근건이 주행한다.

임상 보고 중에서도 거위발염에 대한 설명은 많은 반면, 반막양근건 장애에 대해서는 의외로 적은 것이 현실이다. 그러나 거위발염 증례에 대해 꼼꼼하게 반막양근건을 촉진하면 많은 사례에서 압통이 확인된다. 이는 거위발염과 반막양근건 장애는 연관되기 쉽다는 것을 의미한다. 여기에 그 요인에 대한 설명을 추가한다.

무릎관절을 신전하면 거위발건과 함께 반막양근건이 긴장되며 반건양근건은 전방으로 편위한다. 이로 인해 반건양근건은 그 전방에 위치한 반막양근건에 접촉해 마찰 자극을 가하게 된다. 반막양근의 단축화나 반막양근의 조직 경도(hardness)가 높을수록 필연적으로 마찰력도 높아진다. 즉, 반건양근의 신장성이나 반막양근의 유연성은 반막양근건 장애를 피하는데 중요하다.

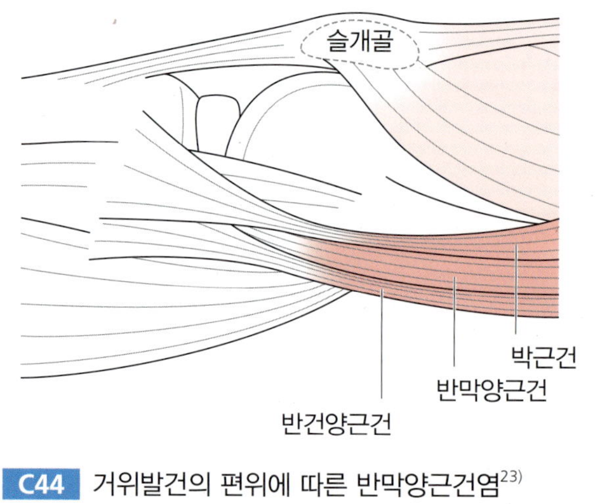

C44 거위발건의 편위에 따른 반막양근건염[23)]

그림에서는 봉공근을 제외하였다. 반막양근건의 전방에는 박근건이, 후방에는 반건양근건이 주행한다. 따라서 무릎관절 신전 시에 거위발건이 편위되면 반막양근건에 마찰 자극을 가할 수 있다.

45 무릎관절 신전에 따른 비복근건의 긴장과 반막양근건의 편위

반막양근건과 비복근건의 해부도이다(**C45**).

반막양근건 장애의 발생기전에는 다양한 인자가 관련되는데 비복근건과의 해부학적 위치 관계도 그중 하나이다. 비복근건과 반막양근건은 무릎관절의 굴곡과 신전에 따라 긴장도가 변화하여 굴곡되면 이완되지만 신전되면 긴장된다.

여기에서는 비복근이 반막양근에 대해 마찰 자극을 증가시키는 요인을 설명한다. 비복근은 족관절 저굴근이기 때문에 하중이 족관절의 전방에 위치함에 따라 긴장이 증가한다. 장요근의 기능이 저하된 경우에는 보행 시 뒤꿈치떼기(heel off) 중의 밀기(push off)를 비복근이 담당하게 되어 긴장은 더욱 더 증가한다.

이 같은 조건들이 관련되면 무릎관절 신전 시 비복근 내측두와 인접하는 반막양근건과의 마찰 자극은 증가한다. 이로 인해 비복근 내측두에 의한 반막양근건 장애가 발생한다고 생각된다. 즉, 무릎관절 굴곡 구축 사례에서는 비복근 내측두의 평가를 염두에 두고 실시한다.

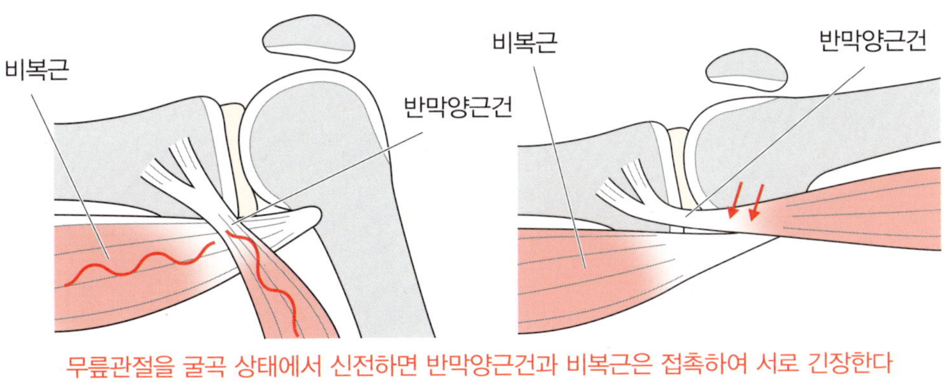

C45 무릎관절 신전에 따른 비복근의 긴장과 반막양근건의 편위

비복근 단축이 존재하는 무릎관절 사례에서는 반막양근건에 마찰 자극이 가해지기 쉽다.

46 SGB의 해부도

반막양근건과 비복근 내측두의 사이에는 SGB(semimembranosus-gastrocnemius bursa)라는 점액낭이 존재한다(**C46**). 반막양근건과 비복근 내측두는 무릎관절 근접 부위에서 인접해 있어 생리적으로 마찰 자극이 가해지기 쉽다. 이 SGB의 존재 의의는 조직 사이의 마찰 자극을 완충시키는 것으로 생각된다.

심층 SGB는 대퇴골 내측과의 후면부와 비복근 내측두의 사이에 존재한다. 이는 비복근 내측두가 이 부위에서 마찰 자극이 발생하기 쉽다는 것을 의미한다. 점액낭은 조직 사이의 마찰 자극을 완충하는 기능을 하지만, 한쪽 혹은 양쪽의 조직이 단축, 활주장애, 유연성 결여 등이 발생하면 통증 발생의 계기가 된다. 더욱 악화되면 점액낭 내에 물이 저류하는데 이 징후는 영상 소견에서 뚜렷하게 관찰된다.

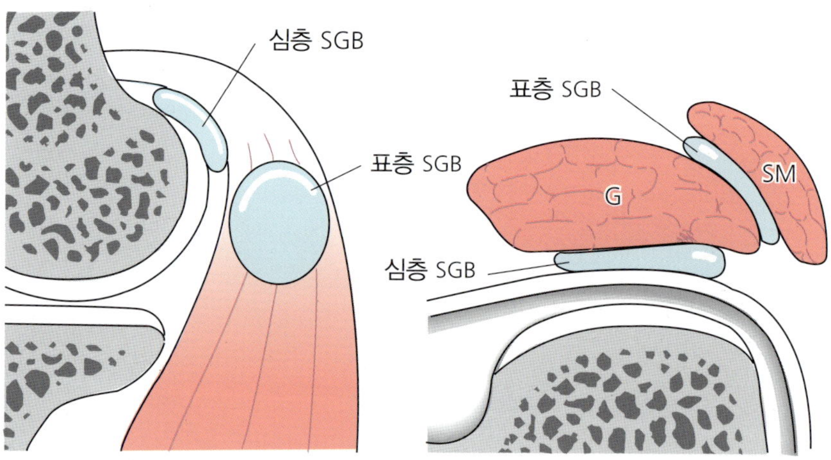

C46 SGB의 해부도

비복근 내측두와 반막양근건은 무릎관절 후면에 근접해 있다.

47 반막양근건과 비복근의 결합부

반막양근건과 비복근 내측두(medial head of gastrocnemius)가 주행하는 조직 부위를 나타내는 그림이다(**C47**).

반막양근건과 비복근 내측두가 항상 인접한 위치 관계를 유지하기 위해 이들 조직 사이에는 막 형태의 결합조직이 덮여 있다. 이 결합조직으로 인해 반막양근건과 비복근 내측두는 부분적으로 서로 당겨진다(견인).

예를 들어, 반막양근이 근수축하면 비복근 내측두는 결합조직을 통해 근위로 견인된다. 한편, 비복근 내측두가 근수축하면 반막양근건은 결합조직을 통해 원위 방향으로 견인된다. 이 견인으로 인한 편위량은 매우 작지만 조직 사이에 염증이나 반흔조직에 의해 역치가 저하된 경우에는 통증 발생의 요인이 될 수 있다는 점에 유의한다.

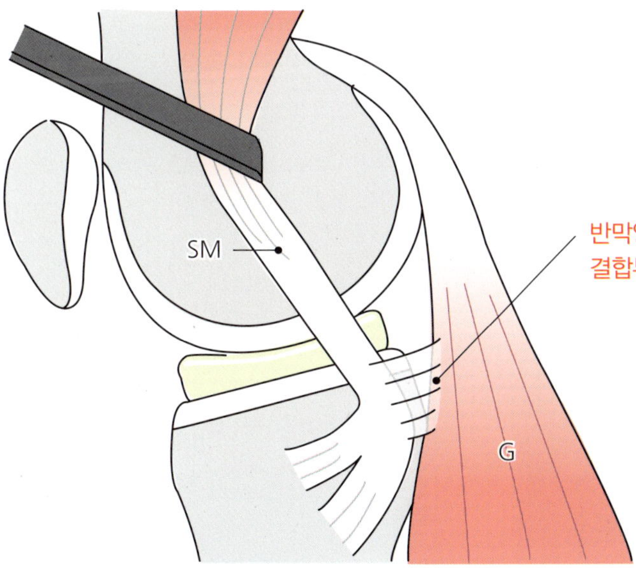

C47 반막양근건과 비복근 내측두의 결합부[24)]

반막양근건과 비복근건은 일부 막 형태로 결합하고 있다.

48 반막양근건과 비복근 내측두 결합부의 육안해부

반막양근건과 비복근 내측두의 육안해부를 나타낸 그림이다(C48). 반막양근건은 방사상으로 분기하며 각각의 정지부에 부착한다.

오렌지색으로 표시한 대퇴골 내측상과부의 후면을 주행하는 반막양근건은 방사상으로 확산되기 직전이다. 이 부위의 반막양근건은 비복근 내측두와 동반주행하여 마찰 자극이 가해지기 쉽고, 조직 사이에는 SGB가 존재한다.

빨간색으로 표시한 경골 근위 내측부를 주행하는 반막양근건은 방사상으로 확산되는 위치이다. 이곳을 기점으로 각각의 정지부를 향해 섬유가 뻗어있다.

검은색으로 표시한 거위발건과 인접하여 주행하는 반막양근 위치는 비복근 내측두와 건막 형태로 결합조직을 통해 연결되어 있다.

가장 원위부의 파란색 원은 반건양근건의 부채꼴로 퍼진 섬유의 일부이다.

반막양근건이나 비복근 내측두의 압통 소견을 확인할 때는 이 해부학적 지식을 고려하여 병태를 추측할 필요가 있다. 오렌지색의 압통 소견은 SGB의 염증, 조직변성, 유착 등을 의심한다. 빨간색의 압통 소견은 이곳이 분기부이기 때문에 여러 가지 인자가 있을 수 있으나 그중 하나로써 내측 반월판의 기능장애로 흔히 확인된다. 검은색의 압통 소견은 결합조직이 손상되었을 가능성이 높다.

어느 부위든 반막양근 자체가 건장애를 받기 쉬운 부위이며, 이로 인해 반막양근건 유래의 무릎관절 굴곡 구축을 일으키게 된다.

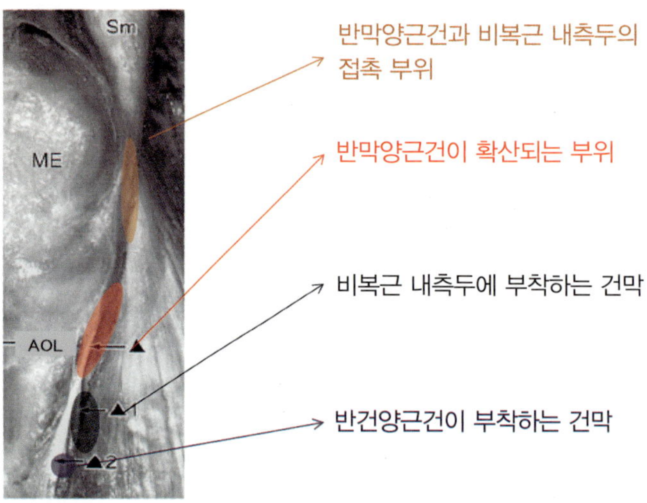

C48 반막양근건과 비복근 내측두 결합부의 육안해부[8)]

49 무릎관절 신전에 따른 비복근 내측두의 긴장과 반막양근건의 편위

대퇴골 내측과 후면의 초음파 단축 영상이다(**C49a, b**). 그림 중 G는 비복근 내측두, SM은 반막양근건, SGB는 반막양근과 비복근 사이에 존재하는 점액낭이다.

SGB는 무릎관절 굴곡 자세에서는 반막양근과 비복근 내측두의 심층에 위치하나 무릎관절 신전 자세에서는 반막양근과 비복근 내측두의 표층에 위치한다(**C49a**).

즉, 무릎관절을 신전함에 따라 반막양근과 비복근 내측두의 긴장이 증가되며 양쪽에 가해지는 마찰 자극을 SGB가 완충하고 있다(**C49b**). 특히 족관절을 배굴 상태로 무릎관절을 신전하면 비복근의 긴장이 더욱 두드러지는 모습을 초음파 영상을 통해 잘 알 수 있다.

여기서 SGB 유래의 통증을 진단하는 검사를 소개한다. 무릎관절을 신전 상태로 고관절을 굴곡하면 햄스트링의 하나인 반막양근은 신장한다. 또한, 족관절을 배굴 상태로 무릎관절을 신전하면 비복근은 신장한다.

이러한 관절 자세를 조합하여 족관절 배굴·무릎관절 신전 상태로 고관절을 굴곡하면 양쪽이 동시에 신장하기 때문에 SGB에 장애가 있는 증례에서는 통증이 유발되게 된다.

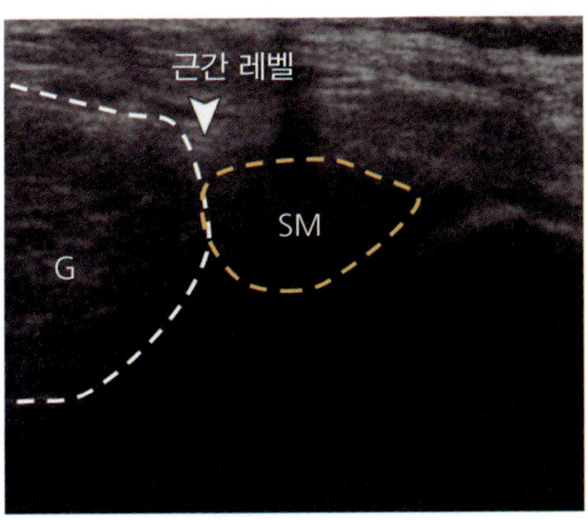

a 무릎 굴곡 상태

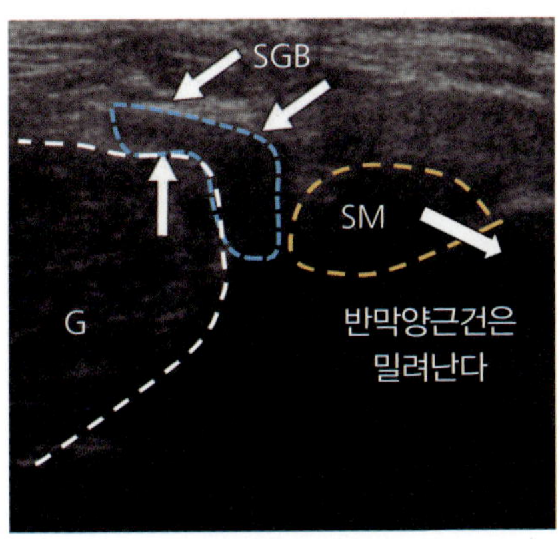

b 무릎 신전 상태

C49 무릎관절 신전에 따른 비복근 내측두의 긴장과 반막양근건의 편위[10)]

50 퇴행성 무릎관절로 인한 반막양근건 장애

SMB에 염증이 확인되는 증례의 MRI 수평단면과 시상단면이다(**C50**).

SMB는 반막양근건과 MCL 사이에 존재하는 점액낭으로 반막양근건과 MCL의 마찰 자극을 완충하는 중요한 조직이다.

신체 중심이 전방으로 이동한 경우에는 후방 근육(체간신근군, 대전근, 햄스트링, 하퇴삼두근)에 의한 전방화의 제동화나 브레이크 작용이 요구되는데 반막양근도 그 중 하나이다. 선 자세나 보행 시에 이 근육에 활동이 증가되면 곧 피로해져, 근실질부의 신장성이나 유연성까지 없어진다. 그렇게 되면, 보행에서의 입각중기에 반막양근은 충분히 신장할 수 없기 때문에 무릎관절의 신전 제한이 발생한다. 또한, 반막양근의 유연성 결여는 MCL과의 접촉압을 높이는 계기가 된다.

반막양근과 MCL과의 마찰은 SMB에 침해 자극을 가하기 때문에 방사통이나 압통 소견을 보이게 된다.

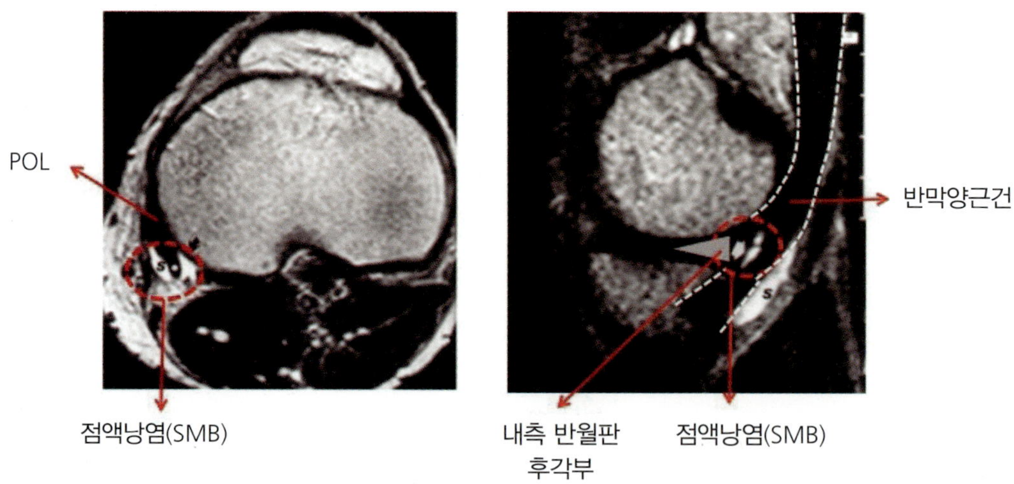

C50 퇴행성 무릎관절로 인한 반막양근건 장애[21)]

퇴행성 무릎관절 증례에서는 반막양근건에 마찰 자극이 가해지기 쉽고, 결과적으로 점액낭은 염증이 발생하기 쉽다.

51 반막양근건 장애 및 SMB에 자주 발생하는 압통 부위

반막양근건 및 SMB에 자주 발생하는 압통 부위를 나타낸 그림이다(**C51**).

압통 소견을 정확하게 확인하기 위해서는 반막양근건을 확실하게 촉진할 수 있는 기술이 필요하다. 반막양근건을 원위에 따라 촉진해 나가며, 내측 관절간격으로부터 원위 1.5~2.0cm 위치가 반막양근건과 MCL 사이의 SMB 존재 부위이다. 다만 이 부위의 압통이 있는 것만으로 점액낭염과 병태로 판단할 수 없으며, 이학적 소견이나 초음파 영상진단 등을 종합하여 해석할 필요가 있다.

한편, 반막양근건이 내측 관절간격 바로 위에 압통을 보이는 경우에는 내측 반월판 후각부와의 감별이 중요하다. 내측 반월판 후각부에 압통을 보이는 요인의 대부분은 무릎 신전기구의 구축 하에서 굴곡운동을 강요한 경우에 자주 발생하며 동시에 반막양근의 기능부전을 합병하는 것이 일반적이다. 따라서 SMB에 압통을 보이는 경우, 내측 반월판 후각부에도 압통이 있을 수 있다. 이 경우, 각각의 병태에 대해 치료할 필요가 있다.

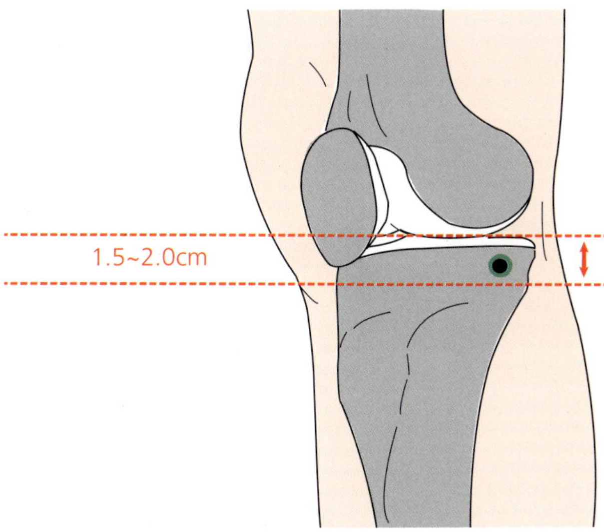

C51 반막양근건 장애 및 SMB에 자주 발생하는 압통 부위[25)]

52 반막양근건의 신장 검사

반막양근을 선택적으로 신장시키는 방법에 대해 현재까지 알려진 바가 없으며 독자적으로 고안한 반막양근건 신장 검사의 실시 방법과 이론 배경을 설명할 것이다(**C52**).

무릎관절을 신전시킨 상태에서 족관절을 배굴하면 비복근이 신장하지만, 비복근 내측두와 인접하는 반막양근은 내측으로 밀려나는 형태로 긴장한다. 그 자세에서 SLR을 실행하는 요령으로 고관절을 굴곡해가면 반막양근은 기시 정지 사이가 멀어지기 때문에 반막양근은 더욱 긴장한다. 이 순서로 조작하면 반막양근에 선택적인 신장 자극을 가할 수 있다.

이 신장 검사를 통해 무릎관절의 내측부에 통증이 확인된 경우, 반막양근이나 비복근에 의한 건장애가 의심된다. 또한, 이 신장 검사의 양성 사례는 무릎관절의 신전 제한을 보이는 경우가 많다. 이러한 경우에 대해 반막양근과 비복근 내측두의 신장성이나 유연성을 확보하면 통증이 경감됨과 함께 무릎관절의 신전 제한도 회복하게 된다.

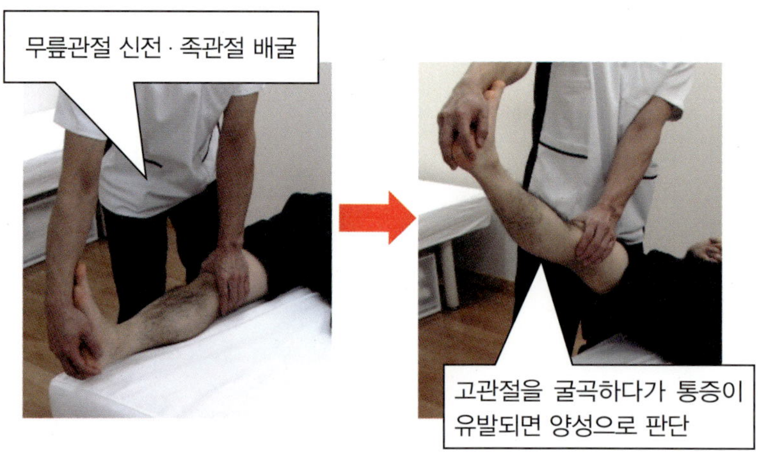

C52 반막양근건의 신장 검사의 실시 방법과 이론 배경

처음에 비복근을 긴장시킨다. 이어서 반막양근건을 긴장시킨다.
이 조작으로 통증 자극을 가할 수 있다.

53 반막양근건 장애에 대한 무릎관절 신전 제한과 그 추이

다음 증례는 반막양근에 기인한 무릎관절 신전 제한이 있는 무릎 OA 50례이다. 성별, 나이, FTA, OA 등급 및 선정 조건은 다음과 같다.

2013년 1월부터 2015년 12월까지 본원에서 진료를 받고 퇴행성 무릎관절증으로 진단된 증례 중 반막양근의 신전 제한을 보인 50례(남성 8예, 여성 42예, 64.1±8.0세), FTA 182.7±3.8°, 코시노 분류(I : 12무릎, II : 23무릎, III : 12무릎, IV : 3무릎)를 대상으로 했다.

선정 조건
① 반막양근의 긴장이 높다.
② 보행 시나 일어설 때 무릎 후내측각부 통증을 보인다.
③ 반막양근 감별 검사가 양성.
④ 반막양근건이나 비복근 내측두에 압통을 보인다.
⑤ 명백한 관절 삼출이 없다.

이러한 증례에 대해 반막양근의 스트레칭을 실시

반막양근의 스트레칭 효과 추이는 치료 전 무릎관절 신전 -12~-11°였던 것에 비해 치료 시작 2주 차 -8~-7°, 4주 차 -7~-6°, 6주 차 -6~-5°로 개선되었다. 이는 반막양근과 비복근 내측두가 선택적으로 스트레칭되고 있는 것과 이들 근육의 신장성, 유연성 확보가 무릎관절 신전 가동범위의 확대에 영향을 미치고 있는 것으로 생각할 수 있다. 단, 치료 시작 4주 차와 6주 차에서는 변화량이 적으며, 치료 효과가 정체된 단계에서 기타 구축 요소를 찾는 등 유연한 대응이 필요할 것이다(**C53**).

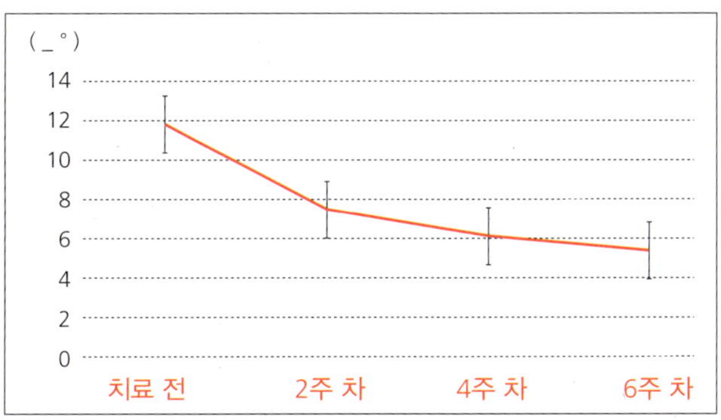

C53 반막양근의 스트레칭 효과

3 무릎 내측면의 조직과 장애

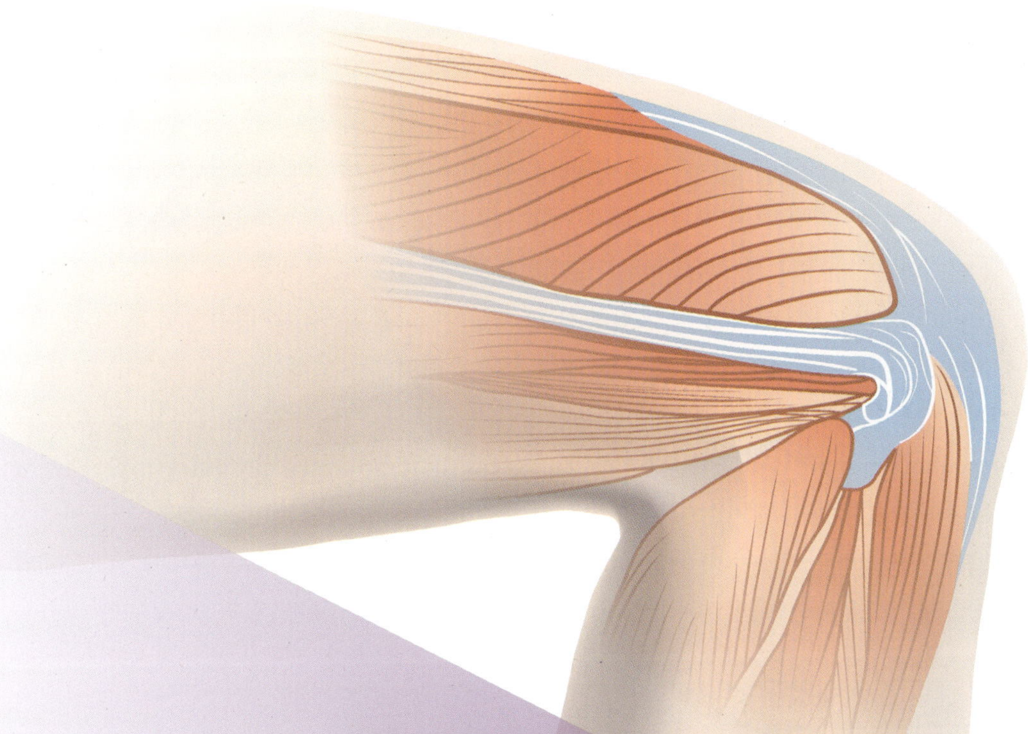

Step 4

무릎 외측면의 조직과 장애

54 무릎 외측부의 압통점

무릎 외측부의 해부도이다(C54). 무릎 외측의 표층에는 장경인대(iliotibial band)와 대퇴이두근(biceps femoris muscle)이 존재한다. 장경인대는 인대라는 이름으로 붙어있지만 대퇴근막이 두꺼워진 부위로 본래 인대 성분이 아닌 것에 유의한다. 또한, 장경인대 스스로는 신축성이 없고, 신장 자세에 따라 긴장도가 변화할 뿐이다. 장경인대의 압통 소견 확인 시 고관절이나 무릎관절의 위치 관계를 고려해야 한다. 장경인대를 과긴장시키면 근막의 저항감이 강해지므로 압통 소견을 정확히 얻기 어렵다. 압통 소견은 장경인대의 후연을 따라 확인되는 경우가 많으나 이곳은 굴곡근과 신전근과의 근간중격(intermuscular septum)이며, 대퇴골조선(linea aspera femoris) 외측순(external lip)이 경계선을 이루고 있다. 무릎관절 부근에서는 압통이 자주 발생하기 때문에 놓치지 말아야 한다.

또한, 외측측부인대(lateral collateral ligament, LCL)는 외측 지지기구로서 존재하며, 무릎 내반 스트레스를 제동한다. 이 인대는 대퇴이두근이나 비복근 외측두에 의해 덮여 있어 이 부위에 압통을 보이는 경우에는 LCL과 대퇴이두근과의 마찰장애를 고려할 필요가 있다.

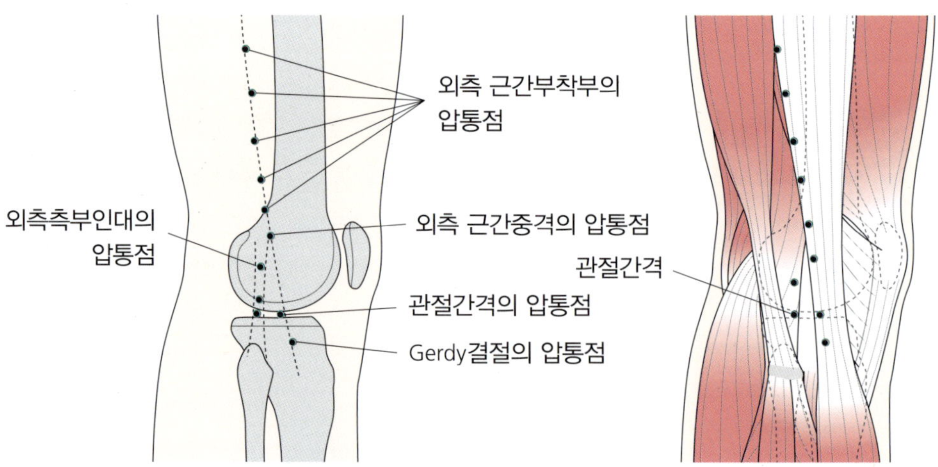

C54 무릎 외측부의 압통점[1)]

55 무릎관절 외측 지지기구의 해부도 ①

무릎관절 외측 지지기구의 해부도(시상면)이다(**C55**). 대퇴 외측부에 돌출된 장경인대는 무릎 신전기구를 외측에서 덮어 무릎관절 내반 동요에 대한 안정성·지지성에 기여하고 있음을 알 수 있다(**C55a**). 또한, 무릎 신전기구와 대퇴이두근은 근접해 있지만 장경인대의 존재로 인해 직접적으로 접촉하지는 않는다.

외측광근이나 중간광근은 동적인 외측 지지기구로서 중요하다. 따라서, 무릎관절 내반 동요를 보이는 경우에는 근내압이 높아지기 쉽고, 무릎관절의 굴곡 가동범위에 저항하게 된다. 이들 근내압을 신속하게 경감시키는 방법으로는 먼저 표층에 위치한 장경인대의 긴장을 완화시키는 것이 좋다. 이와 같은 조작을 통해 적절한 치료 효과를 얻고 무릎관절의 굴곡 가동범위가 회복되기 쉬운 상태를 만들 수 있다.

장경인대를 분리 반전하면 부착부는 슬개골로 가는 섬유, Gerdy결절로 가는 섬유, 하퇴의 전외측부 근막과 연결되는 섬유 등으로 분기한다(**C55b**). 이들 부착부는 장경인대에 의한 견인 작용으로 긴장이 가해지는 조직이기도 하다. 또한, 슬개하지방체의 외측부는 장경인대의 섬유에 의해 구획되어 있는데 이 구획 내의 압력은 장경인대의 긴장에 의해 변화한다.

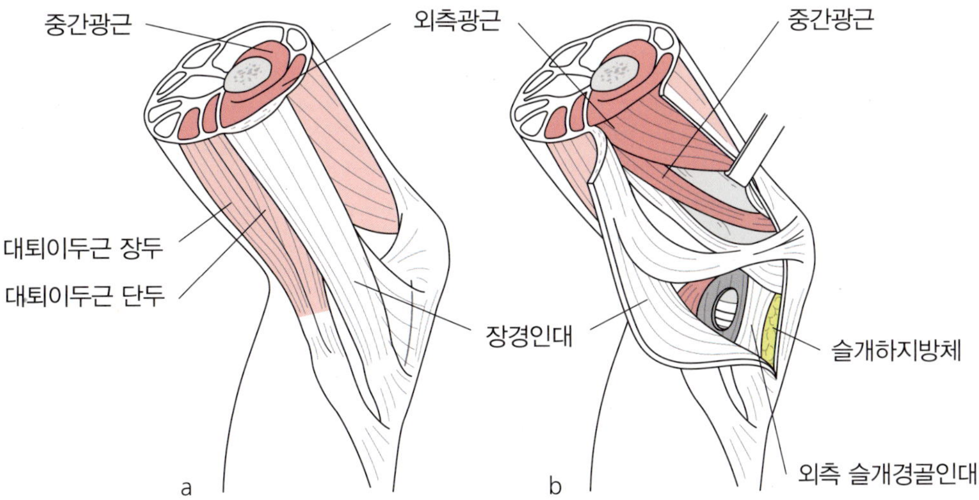

C55 무릎관절 외측 지지기구의 해부도 ①[11]

56 무릎관절 외측 지지기구의 해부도 ②

무릎관절 외측 지지기구의 해부도(수평면)이다(C56). 대퇴근막은 무릎 신전기구의 표면을 장경인대가 폭넓게 덮고 있는 시트 형태의 조직으로 장경인대와는 두께가 다르기 때문에 촉진은 이 차이를 기준으로 실시하는 것이 좋다.

대퇴이두근은 후외측에 위치하고 있으며, 이곳에는 파벨라 비골인대(fabello-fibula ligament), 궁상인대(arcuate ligament), 슬와비골인대(popliteofibular ligament) 등이 위치한다. 이러한 인대에는 여러 종류가 있어, 각각의 인대가 조밀한 조직이나 성긴 조직도 있으며 결손되어 있기도 하다. 이처럼 인대의 개체 차이가 있지만 통틀어 하퇴의 후외측 지지기구라고 부른다. 또한, 이 주위를 총비골신경이 장축으로 주행하고 있어 촉진 시 주의가 필요하다.

후외측 지지기구는 무릎관절의 신전·내반·외회전운동을 제동하는 조직이다. 특히 후외측 회전 불안정성 검사(하퇴의 후외측 방향으로의 회선 동요를 보는 검사)가 양성인 경우에는 이 조직이 손상되어 있을 가능성이 높다. 또한, 이 검사가 양성인 케이스에서는 후십자인대의 손상을 합병하고 있는 경우가 많아 후외측 불안정증(posterolateral rotatory instability, PLRI)이라고 불린다.

한편, 무릎 OA에 대한 인공무릎관절치환술은 매우 흔한 수술이나 수술 후에 후외측 지지기구의 긴장도가 높게 디자인된 증례를 경험한다. 이런 경우 무릎관절의 신전 가동범위를 늘려가면, 하퇴의 외회전운동이 제한된다. 인공관절이므로 무릎관절의 굴신운동은 임플란트 모양에 맞는 하퇴의 회전운동이 필요한데 이 조직이 무릎관절 신전 시 긴장하면 적절한 관절운동이 방해되어 가동범위가 제한된다. 이와 같은 경우, 후외측 지지기구의 신장성을 조기에 확보할 필요가 있다.

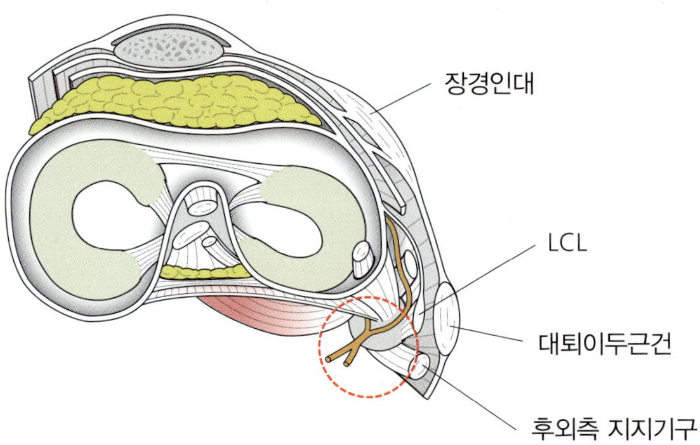

C56 무릎관절 외측 지지기구의 해부도 ②[11]

57 대퇴이두근 장두건과 합류하는 단두의 양상

무릎 후외측 지지기구의 하나인 대퇴이두근에는 이관절근인 장두(외측 햄스트링으로 좌골결절에 기시)와 단관절근인 단두[대둔근 부착부 이원의 대퇴골조선(linea aspera femoris) 외측순(external lip)에 기시]가 존재한다.

장두는 고관절의 신전과 무릎관절의 굴곡운동에 작용한다. 또한, 좌골결절에 부착하는 천결절인대와 합류되며, 골반의 전경운동에 대항하는 기능을 갖추고 있다.

단두는 대퇴이두근 장두건을 심부에서 합류시켜 무릎관절의 굴곡운동에 작용한다(**C57**). 건(힘줄) 성분보다 근실질부로 구성된 근이기 때문에 근단축이 생기기 쉽고, 무릎관절의 신전 제한에 큰 영향을 미치는 요인이 된다. 또한, 장경인대와 인접해 주행하고 있어 근간중격(intermuscular septum)의 사이에 존재하는 조직임을 유의해야 한다.

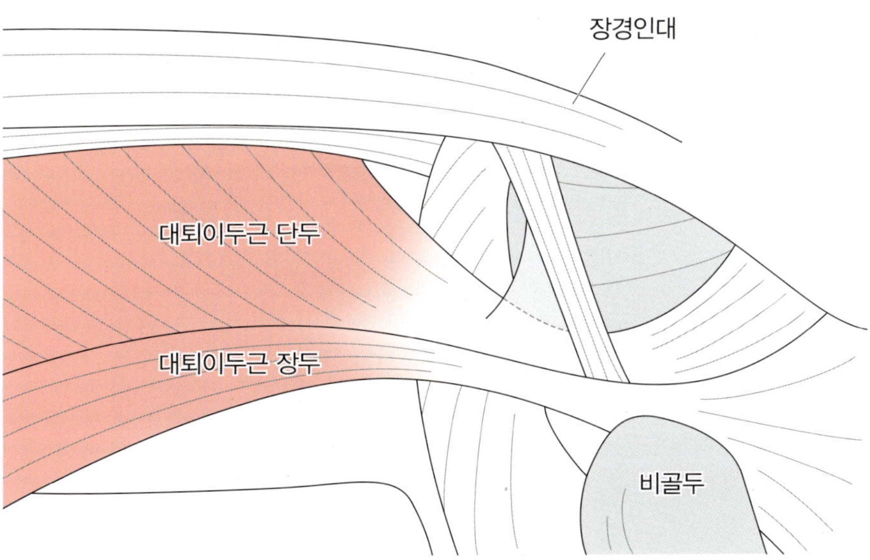

C57 대퇴이두근 장두건과 합류하는 단두의 양상[2]

일반적으로 잘 알려져 있는 장두와 단두의 해부.
단두는 건(힘줄) 성분보다 근실질부로 구성된 근이기 때문에 근단축이 발생하기 쉽고 무릎관절의 신전 제한에 큰 영향을 미치는 요인이 된다.

58 대퇴이두근과 하퇴삼두근의 근건이행부

대퇴이두근과 하퇴삼두근은 매우 유사한 형태를 띠고 있으며, 초음파 영상으로 근건이행부를 관찰하면 이를 잘 알 수 있다(**C58a, b**).

C58a는 대퇴이두근을 나타낸다. 표층의 대퇴이두근건을 단두가 심부에서 합류하는 형태로 익상구조를 보인다.

C58b는 하퇴삼두근을 나타낸다. 표층의 비복근건(아킬레스건)을 가자미근이 심부에서 합류하는 형태로 익상구조를 보인다.

이처럼 대퇴이두근이나 하퇴삼두근은 건을 장축 방향으로 견인하는 조직과 심부로 잡아당기는 조직에 의해 최종 범위 부근까지 관절운동을 할 수 있게 된다. 한편, 이 벡터의 차이로 인해 근건이행부에 역학적 스트레스가 발생하기 쉽고, 취약화나 건파열이 일어나기 쉽다는 점에 유의해야 한다. 즉, 조직 회복보다 손상이 더 심해지고, 근건이행부의 조직 탄성이 높아지면 쉽게 파열된다. 따라서, 근건이행부장애가 있는 경우에서는 연결되는 근육뿐만 아니라 이 부위에서의 신장성·활주성·유연성도 동시에 확보하는 것이 중요하다.

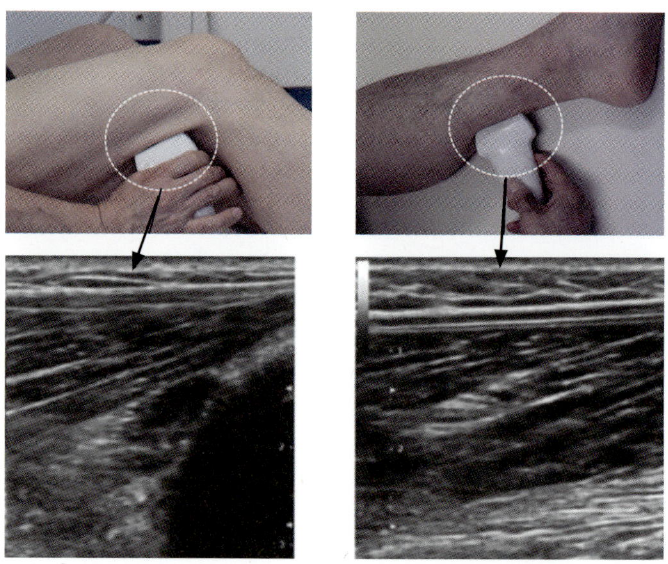

a 대퇴이두근　　　b 하퇴삼두근

C58 대퇴이두근과 하퇴삼두근의 근건이행부
해부학적 형태가 매우 유사하다.

59 고관절 자세에 따른 근작용의 차이

고관절 자세의 차이에 따른 대퇴이두근 장두와 단두의 기능을 나타낸 그림이다(**C59**).

대퇴이두근 장두는 이관절근이며 고관절의 굴곡 각도가 증가함에 따라 근의 장력은 높아진다(**C59b**). 이 때문에 무릎관절의 굴곡과 하퇴의 외회전운동에 작용한다. 한편, 고관절을 신전하면 장두의 장력은 저하한다(**C59a**). 따라서 무릎관절의 굴곡이나 하퇴의 외회전운동에 작용하는 힘은 감소하지만 단두는 고관절 자세와 관계없이 작용한다.

대퇴이두근의 수축운동을 하는 경우에는 이러한 기능해부학적 자세를 고려하는 것이 중요하다. 예를 들어, 바로 누운 자세(supine position)에서 무릎관절을 굴곡하면 고관절도 함께 굴곡되기 때문에 대퇴이두근 장두가 유의하게 작용하게 된다. 한편, 엎드린 자세(prone position)에서 무릎관절을 굴곡하면 고관절은 신전 자세가 되므로 대퇴이두근 장두는 강하게 작용하지 않고, 단두가 작용하게 된다. 다만 엎드린 자세에서의 무릎관절 운동은 단두 단독의 수축운동이 되고, 대퇴직근의 항장력이 높아지는 등의 원인으로 무릎관절을 최종 범위까지 굴곡하는 것은 어렵다.

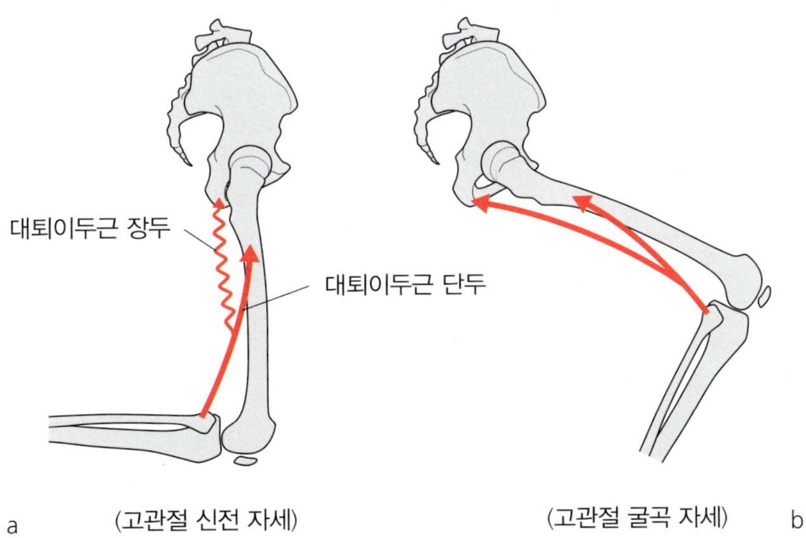

C59 고관절 자세에 따른 근작용의 차이[2)]
일반적으로 알려진 장두와 단두의 기능해부

60 대퇴이두근의 해부

대퇴이두근(biceps femoris muscle)의 상세한 해부도이다(**C60a, b**).

C60a는 대퇴이두근의 표층이다. 대퇴이두근은 장경인대와 나란히 주행하고 있음을 알 수 있다. 대퇴이두근 표층은 건섬유나 구조상 전방부, 중간부, 후방부로 나눌 수 있다.

정지부를 관찰해 보면 전방부는 하퇴 전외측부를 향하여 전경골근을 덮는 근막, 중간부는 비골두를 넘어 장비골근을 덮는 근막, 후방부는 하퇴 후외측부를 향하여 비복근 외측두의 근막에 방사상 결합을 하고 있다. 따라서 전경골근, 장비골, 비복근 외측두가 외상이나 골절 등의 요인으로 근내압이 높아진 경우, 대퇴이두근 표층의 긴장을 완화시키면 근내압이 감소하여 족관절 조작을 원활하게 할 수 있다.

또한, 대퇴이두근 표층 심부에는 중간층이 위치한다(**C60b**). 이 섬유는 견고한 조직으로 대퇴이두근의 장력을 비골두로 전달하여 무릎관절의 굴곡과 하퇴의 외회전운동을 발생시킨다. 해부학 서적에는 대퇴이두근의 정지부가 비골두라고 기재되어 있으나 이는 중간층에 대한 기술임에 유의한다.

또한, 심부에는 심층이 위치한다. 이 섬유는 외측측부인대(lateral collateral ligament, LCL)를 내측에서 통과하여 경골 근위 외측단에 방사상으로 결합한다. 고평부골절 등을 보인 증례에 조기에 대퇴이두근의 수축운동을 실시하면 장력이 작용하여 골유합을 방해할 수 있음에 유의한다.

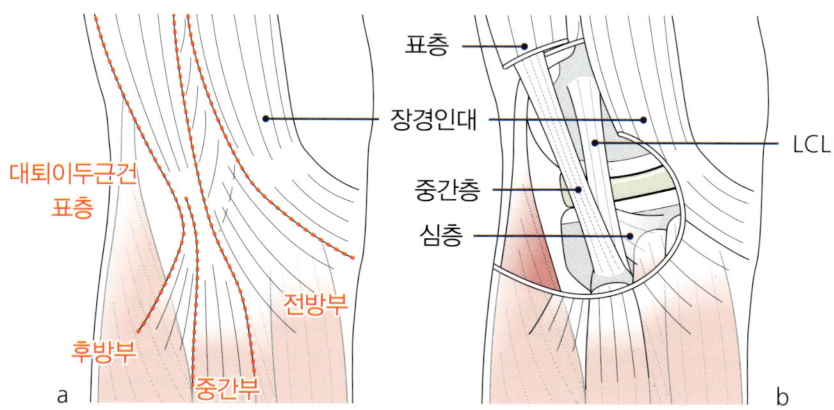

C60 대퇴이두근의 해부[12)]

대퇴이두근은 하퇴 외측근막(왼쪽 그림)과 LCL(오른쪽 그림)에 결합해 있다.

61 대퇴이두근 점액낭의 해부도

대퇴이두근의 중간층과 심층은 LCL에 접촉하면서 주행한다(**C61**). 무릎관절을 신전하면 LCL은 신장 상태가 될 뿐만 아니라 대퇴이두근의 정지 장력에 의해 긴장이 높아진다. 또한, 무릎관절을 굴곡하면 LCL은 단축 상태가 되어 긴장이 저하되지만 대퇴이두근을 근수축시키면 긴장이 높아진다. LCL의 긴장은 대퇴이두근에 의해 제어되며, 이 조직 사이의 마찰을 완화하는 형태로 점액낭이 존재한다.

내반 변형된 무릎 OA 사례는 하퇴가 과외회전된 경우가 많아 외측 지지기구의 긴장이 높아지고, LCL과 대퇴이두근건 사이의 마찰 자극은 증강되기 쉬워진다. 또한, 압통 소견은 대퇴이두근건과 접촉하는 LCL(비골두나 근위)에서 나타나기도 한다. 통증 부위는 무릎관절부터 하퇴의 외측부에 걸쳐 나타나는 경우가 많으나 이는 통증을 일으키는 점액낭의 지배신경이 L5 신경이기 때문인 것으로 추정된다.

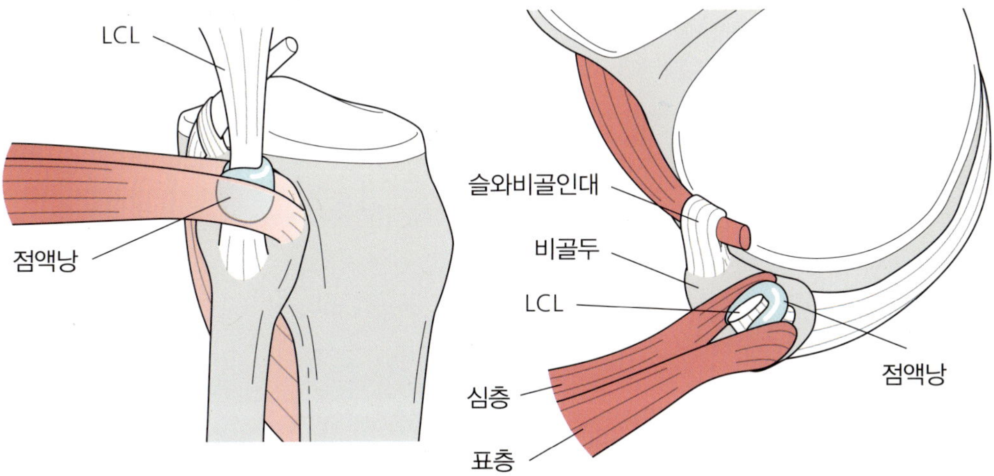

C61 대퇴이두근 점액낭의 해부도[13]

무릎관절 굴곡 90°에서는 대퇴이두근건은 LCL을 사이에 두고 직각으로 주행하며, LCL 주위에 위치하는 점액낭에 의해 마찰이 경감된다.

62 LCL의 심부를 주행하는 대퇴이두근

무릎관절 신전 자세에서는 대퇴이두근은 장경인대의 후방을 장축 방향으로 주행하고, 무릎관절 주위에서는 LCL과 나란히 주행한다(C62). LCL의 표층을 주행하는 대퇴이두근의 중간층은 장두와 단두에 의한 합류 건이며, LCL의 심층을 주행하는 대퇴이두근의 심층은 단두에서 분기한 섬유이다. 또한, 이 그림에서는 대퇴이두근의 표층은 생략하였다.

해부학적 위치 관계에 따라 무릎관절을 신전하면 대퇴이두근은 LCL과 나란히 주행하기 때문에 촉진이 어렵다. 따라서 압통 평가는 굴곡 자세에서 실시하는 것이 좋다. 또한, 대퇴이두근의 과견인으로 발생하는 비골두 탈구는 중간층의 대퇴이두근건에 의한 것임에 유의한다.

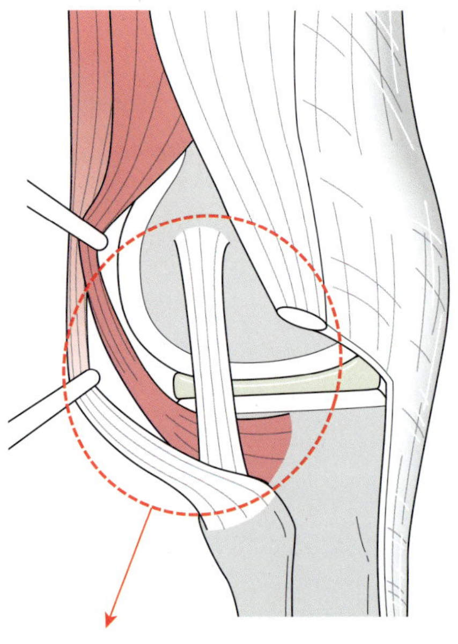

C62 LCL의 심부를 주행하는 대퇴이두근[12)]

63 대퇴이두근의 부착부 형태

대퇴이두근은 무릎 외측 지지기구로서 기능하는 조직이며, 이를 위해 정지부가 분기하여 하퇴 외측부에 폭넓게 부착하고 있다(**C63**).

장두는 하퇴근막에 부착하는 표층과 비골두에 부착하는 중간층으로 분기하여 관절외 지지기구로서 중요한 조직이다. 한편, 단두는 대퇴이두근 장두건에 합류하는 중간층과 합류하지 않는 심층으로 분기한다. 또한, 심층은 LCL의 내측을 통과하여 경골 근위 외측면에 부착하는 섬유와 후외측 관절낭에 부착하는 섬유가 있어 관절 외에서부터 관절 내 지지기구로서 중요한 조직이다.

무릎관절 내 골절 등으로 정적 지지기구가 섬유화되면 현저한 관절 구축을 일으키는 것으로 알려져 있다. 이러한 증례에서는 관절낭에 부착된 근육을 초기부터 수축운동하여 적당한 신장 자극을 가하는 것이 효과적이다. 즉, 단두를 이용함으로써 후외측 관절낭(posterior-lateral capsule)의 구축 예방을 기대할 수 있다.

또한, 생리적인 관절운동으로 무릎관절의 굴곡 각도를 증가시키면 대퇴골 외측과는 경골 외측과의 후방으로 아탈구(subluxation)된다. 이를 위해서는 신전기구의 신장성이 요구되지만, 부족할 경우, 대퇴골 외측과의 생리적인 아탈구가 불가능해져, 후외측 관절낭이 충돌(impingement)하게 된다. 이런 경우에는 단두의 근수축을 이용한 무릎관절의 굴곡운동을 실시함으로써 관절낭성 충돌을 회피할 수 있다.

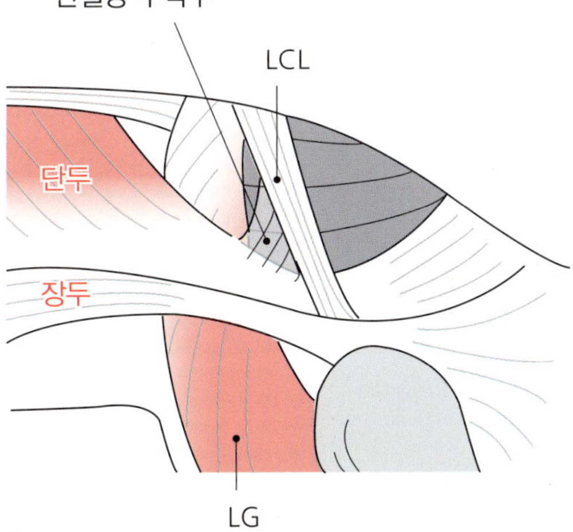

C63 대퇴이두근의 부착부 형태[14)]
단두는 장두건에 합류하는 섬유와 관절낭에 합류하는 섬유가 존재한다.

64 대퇴이두근 단두 · 관절낭 · 장경인대의 형태

양쪽 무릎관절을 90° 굴곡 상태로 한 대퇴이두근 단두, 후외측 관절낭, 장경인대의 형태를 나타내는 그림이다(**C64**). 단두는 장두의 심층에 위치하고 장경인대와는 인접해 주행한다. 따라서 단두를 촉진할 때는 장경인대 후연에서 진입해 이 조직을 전방으로 반전시키면 압통 소견을 확인하기 쉬워진다.

또한, 단두 중 LCL의 내측을 주행하는 심층 섬유를 분리하여 반전하면 후외측 관절낭을 관찰할 수 있다(**C64a**). 더불어 후외측 관절낭에는 장경인대 후연의 심층부가 결합조직을 통해 부착된다(**C64b**). 이 단두, 장경인대, 후외측 관절낭의 결합 형태를 biceps-capsuloosseous iliotibial tract confluences라고 한다. 이 해부학적 특징으로 인해 단두의 단축과 장경인대의 과긴장은 후외측 관절낭에도 긴장을 높여, 결과적으로 무릎관절의 신전 제한을 일으킨다. 이에 더해, 대퇴골 외측과 골절 등으로 biceps-capsuloosseous iliotibial tract confluences가 손상되어 유착 · 반흔화되면 현저하게 무릎관절의 신전 제한이 발생할 수 있다. 이러한 경우에는 초기부터 단두와 장경인대의 신장성이나 활주성을 고려한 운동요법을 실시하여 유착 · 반흔화를 예방하는 것이 좋다.

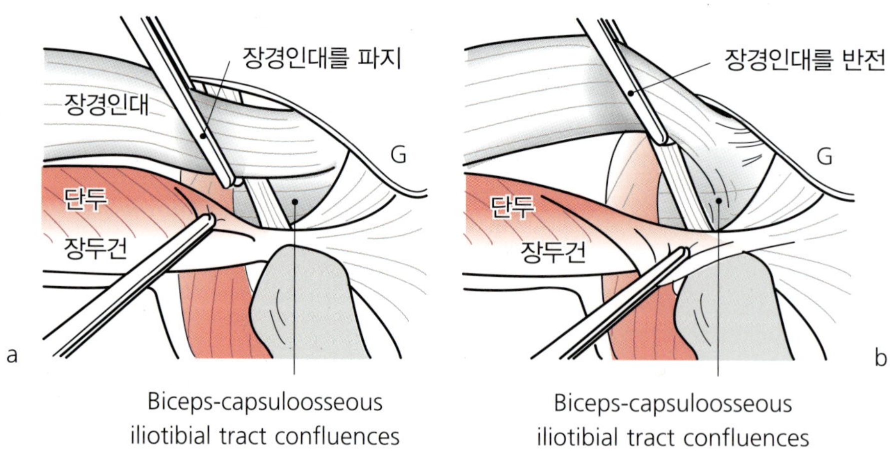

C64 대퇴이두근 단두 · 관절낭 · 장경인대의 형태[14]
관절낭에 부착하는 단두는 장경인대와의 사이에 있는 결합조직을 통해 유합된다.

65 대퇴이두근 단두의 파열 형태 ①

진행된 무릎 OA 증례의 초음파 영상이다(**C65**). 증례는 보행 시 내반 동요가 현저하여 외측 지지기구가 약화되었을 것으로 추측했다. 또한, 무릎관절 신전근력뿐 아니라 굴곡근력도 저하되어 대퇴이두근건을 촉진해보니 건측과 비교해 근육량이나 긴장도는 저하되어 있었다. 초음파 영상을 이용하여 대퇴이두근을 관찰한 결과, 단두가 대퇴이두근건에 합류하는 근건이행부에서 파열이 확인되었다. 이와 같은 증례는 결코 드물지 않으며, 무릎 OA가 진행됨에 따라 파열 증례의 비율이 증가할 것으로 생각된다.

어깨의 회전근개도 50대를 넘으면 심층 섬유가 변성 파열되는 것으로 알려져 있다. 동적 지지기구는 관절축을 안정화시키는 중요한 조직이지만 관절축이 서서히 편위되는 중에 조직에 미세 파열이 생겨 곧 신전될 것으로 생각된다. 파열되는 것 자체가 문제가 아니라 관절축을 편위시키는 부정적인 요소와 파열에 의해 상실된 기능을 어떻게 개선시키느냐가 중요하다. 본 증례에서는 외측광근, 중간광근, 비복근 외측두 등의 외측 지지기구의 기능을 높임과 동시에 무릎관절의 신전 가동범위를 확보한 결과, 보행 시 통증은 완화되었다.

초음파 영상-대퇴이두근건 장축
(근건이행부 레벨)

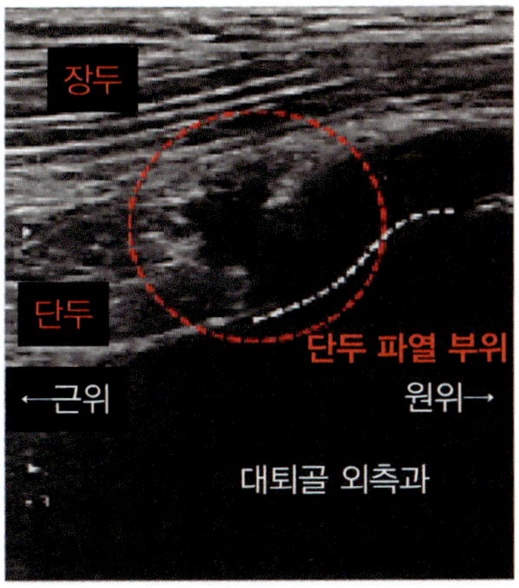

장축상

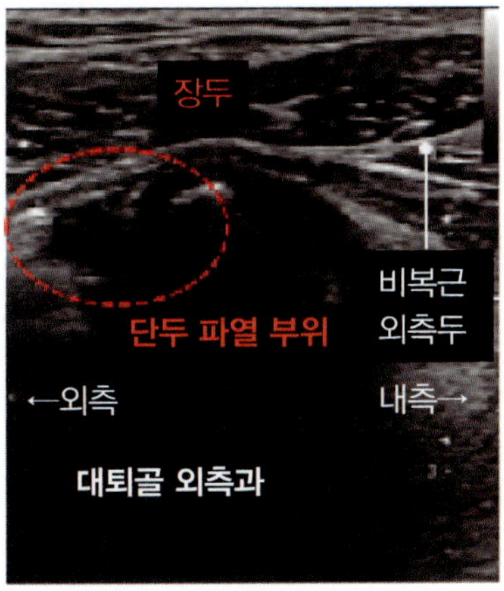

단축상

C65 대퇴이두근 단두의 파열 형태 ①

66 대퇴이두근 단두의 파열 형태 ②

파열된 단두가 부분적으로 유착된 증례의 초음파 영상이다(C66). 단두는 근건이행부에서 변성 파열되었고, 이후 조직 사이에 반흔조직이 생겨 파열부가 대체된 것으로 보인다. 다만, 무릎관절을 신전하면 해당 부위에 일치해 통증과 가동범위 제한을 보여 신장성이나 활주성이 떨어진다고 판단했다. 또한, 반흔조직에는 유연성이 없으며, 무릎관절의 신전기능을 확보하기 위해서는 단두의 기능 회복이 중요할 것으로 고찰했다.

이러한 증례는 먼저 유착·반흔화된 조직의 경도(hardness)를 확인할 필요가 있다. 조직이 단단할수록 압통도 강하게 확인되는 경우가 많다. 그리고 해당 부위를 직접 잡고(파지), 다이렉트 스트레칭한다. 저항감이 강하면 조직의 경도가 높다고 판단한다. 반복함으로써 조직의 경도는 저하될 것이다. 충분한 유연성이 확보되었다면 무릎관절의 신전 가동범위와 상관성을 보면 된다.

초음파 영상-대퇴이두근건 장축
(근건이행부 레벨)

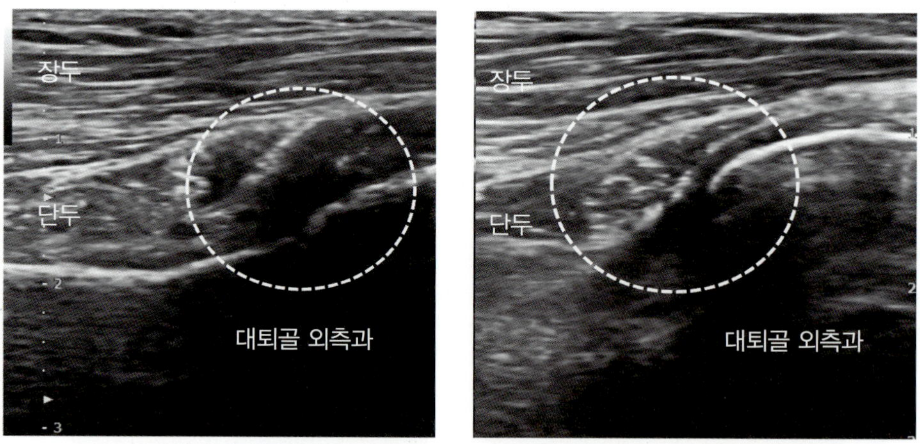

C66 대퇴이두근 단두의 파열 형태 ②

파열 부위는 반흔조직으로 대체된다.

67 골극과 대퇴이두근 단두의 파열 부위

대퇴골 외측과 후면부에 골극이 형성된 무릎 OA 증례이다(C67). 골극의 존재는 촉진으로도 확인되며, 초음파 영상을 이용해 해당 부위를 관찰하니 단두가 변성 파열되어 있었다. 관찰 시에는 대퇴골 외측과 후면에 형성된 골극이 무릎관절이 신전하며 단두를 마찰 자극하여 파열에 이른 것으로 추측되었다. 그러나 단두가 파열된 부위와 일치하여, 이후 골극이 형성되었을 수도 있다. 실제 임상에서 파열이 먼저인지, 골극의 발생이 먼저인지를 확인해도 치료에는 별다른 영향을 미치지 않으며, 중요한 것은 무릎 후외측 지지기구의 기능저하에 의한 내반 동요성이 통증과 연관되었는지를 판별하는 것이다.

또한, 단두의 파열은 하퇴의 내측 편위를 발생시키는 원인이 되고, 관절축이 변형되어 통증은 더욱 악화된다. 이와 같이 관절축이 변형된 경우는 슬관절 지지기구의 근육 균형을 향상시키는 것이 중요하다.

초음파 영상-대퇴이두근건 장축
(근건이행부 레벨)

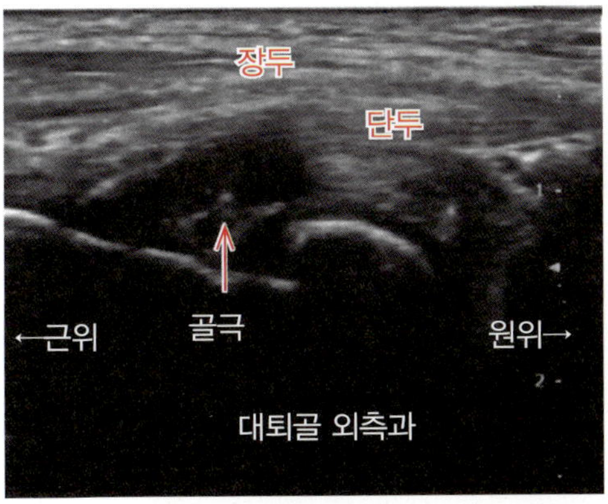

장축상

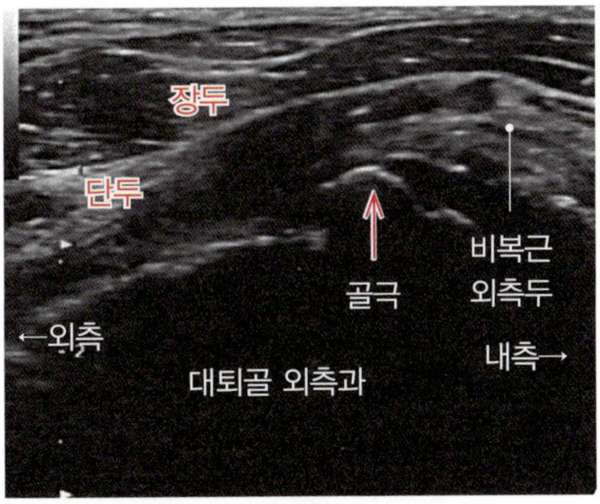

단축상

C67 골극과 대퇴이두근 단두의 파열 부위

68 대퇴이두근 단두의 염증

대퇴이두근 장두건에 단두가 합류하는 근건이행부에 염증을 보이는 증례이다(C68). 증례는 염증 부위에 일치하여 강한 압통을 보였으며, 초음파 영상에서는 도플러 모드에서 혈류 증가가 관찰되었다. 이러한 소견이 확인된 경우는 국소 부위의 조직 손상이 의심되며, 통증은 이 부위에서 발생한 것으로 추정된다. 또한, 무릎관절을 내반시킨 채 무릎관절을 신전 강제함으로써 통증이 재현되었기 때문에 이 운동 방향이 단두에 대해 어떠한 침해 자극을 가한 것으로 추측하였다.

치료 전략으로 중요한 점은 도플러 모드 소견을 급성염증 혹은 회복과정으로 판단함에 따라 이후의 대응이 달라진다는 것이다. 급성 염증이라면 조직을 안정시키는 것이 최우선일 것이다. 한편, 회복과정이라면 필요에 따른 치료를 하는 것이 바람직하다. 이는 통증 발현 시기를 상정하여 병태를 고찰할 필요가 있다. 또한, 회복과정이라면 압통 소견이나 조직의 경도(hardness)를 확인해 이에 따라 치료하는 것이 좋다.

초음파 영상-대퇴이두근건 장축
(근건이행부 레벨)

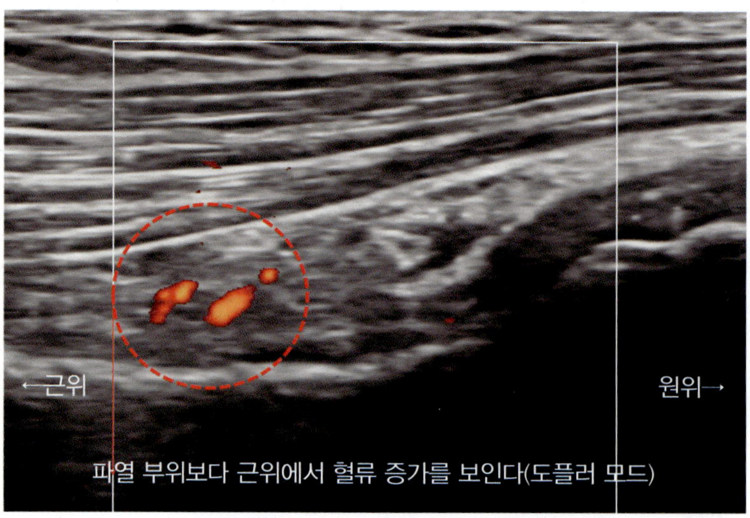

C68 대퇴이두근 단두의 염증

69 대퇴이두근의 LCL과 접촉 부위

경골 외측과 후면의 LCL을 초음파 영상을 이용해 단축상으로 관찰하였다(C69). 또한 양쪽 그림 모두 왼쪽이 외측, 오른쪽이 내측을 나타낸다.

초음파 영상에서 대퇴이두근은 LCL을 사이에 두고 천층(장두)과 심층(단두)에서 주행하는 것이 관찰된다.

대퇴이두근은 무릎관절을 굴곡하면 이완되고, 신전하면 긴장되는 근육이다. 따라서 무릎관절 신전 시에는 장두와 단두의 사이에 있는 LCL이 끼어 긴장한다. 이 영상은 내반슬(genu varum) OA에서 관찰한 것으로 대퇴이두근의 신장성이나 유연성이 저하된 경우 무릎관절 신전에 따라 LCL에 침해 자극이 가해질 것으로 추측된다.

저에코(LCL 주위의 검은 부분)는 활액이다. 점액낭(활액낭)염에서는 이 저에코상이 확장된 경우가 많으며, 급성 염증기에는 도플러 모드에서 혈류가 관찰된다.

대퇴이두근에 대해서는 아직 밝혀지지 않은 점이 많지만, 그 기능으로 미루어 보면 임상증상을 예측할 수 있다.

LCL 단축상(비골두 바로 위)

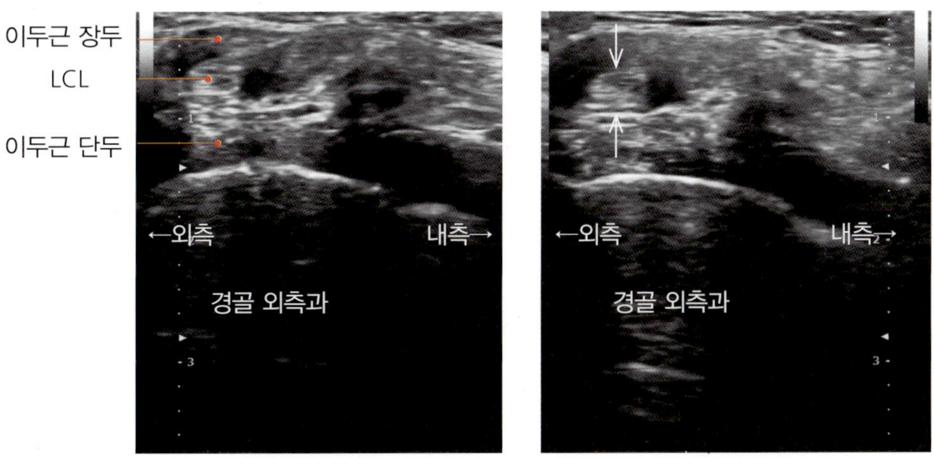

무릎 굴곡 상태 무릎 신전 상태

C69 대퇴이두근의 LCL과 접촉 부위

70 외측슬개지대의 층구조

외측슬개지대는 여러 층으로 이루어져 있다(**C70**). 이들 섬유는 장경인대에서 분기한 것과 외측광근·중간광근으로부터 분기한 것으로 구성된다. 이 해부도를 보면 외측슬개지대의 대부분은 슬개골과 연결되어 있는 것을 알 수 있다.

외측슬개지대는 신축성이 거의 없는 조직이다. 그러나 외상 후 외측슬개지대의 조직 사이가 유착·반흔화되면 활주성은 크게 상실된다. 그러면 슬개골이나 경골의 생리적인 운동에 제동이 걸려 가동범위 제한이나 통증이 발생할 수 있다.

이처럼 외측슬개지대는 내측슬개지대보다 층이 구조화되어 있으므로 치료 시 이들의 조직학적 특징을 고려할 필요가 있다. 구체적으로는 외측슬개지대를 한 덩어리로 잡고(파지), 다이렉트 스트레칭하여 조직 사이의 활주성을 유지·확보하는 것이 중요하다.

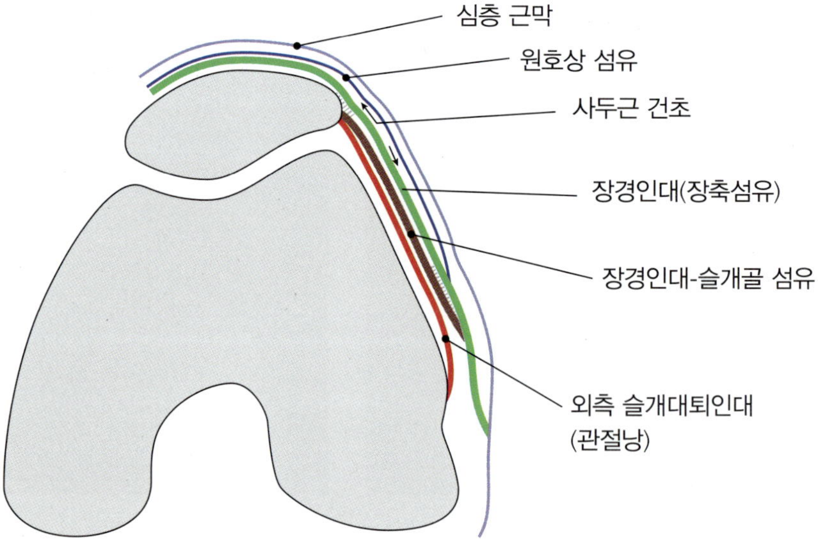

C70 외측슬개지대의 층구조[15)]

71 장경인대 원위부의 해부 ①

장경인대 원위부의 해부도이다(C71). 대부분의 해부학 서적에서 장경인대는 Gerdy결절에 정지한다고 기재되어 있지만 자세히 보면 섬유가 분기하여 각각의 정지부에 부착하는 것을 알 수 있다. 아래에 섬유에 대한 설명을 추가한다.

첫 번째 표층 섬유는 슬개골로 향해 슬개골 표층에 부착하는 섬유(일부는 Gerdy결절로 향한다)와 슬개골 외측에 부착하는 섬유가 있다. 어느 쪽의 섬유가 견인해도 슬개골에 대해서는 근위 외측으로 견인하는 벡터가 된다. 따라서 어떤 요인으로 장경인대가 과긴장 상태가 되면 슬개골을 편위시켜 슬개대퇴 관절장애를 일으키는 요인이 된다. 그 밖에 통증성 분열슬개골이나 슬개골 종골절은 외측광근과 함께 장경인대의 긴장이 관련되어 있는 것으로 알려져 있다.

두 번째 중간층 섬유는 외측상과의 전방부를 주행하며, 무릎관절 신전 상태에서는 이완되지만, 굴곡 상태에서는 긴장한다. 무릎관절 45°~90°까지는 긴장하지만, 심굴곡 상태에서는 이완된다. 장경인대의 긴장을 보는 Ober검사는 이 섬유의 긴장을 평가한 것으로 생각된다.

세 번째 심층 섬유는 이 섬유는 외측상과의 후방부를 주행하며, 무릎관절 신전 상태에서는 긴장하지만, 굴곡 상태에서는 이완된다. 바로 누운 자세(supine position)에서 고관절 경도 굴곡·외회전 상태, 무릎관절 신전 상태에서 고관절을 내전하면 이 섬유의 강한 긴장을 느낄 수 있다.

장경인대염(runner's knee)은 이 해부학적 관점에서 외측상과와 마찰되기 쉬운 중간층 섬유와 심층 섬유에서 일어나는 것을 알 수 있다.

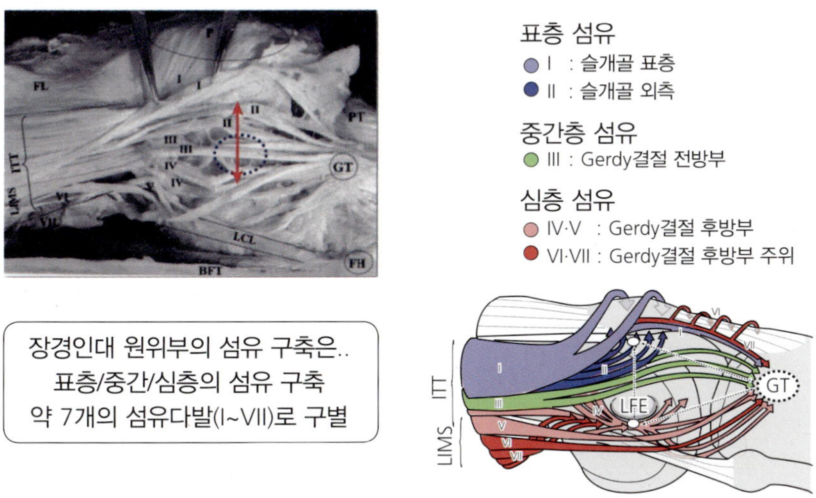

C71 장경인대 원위부의 해부 ①[16)]

72 장경인대 원위부의 해부 ②

장경인대 심층 섬유의 해부도이다(C72). 장경인대는 대퇴근막이 두꺼워진 조직으로 대퇴부의 신전근과 굴곡근을 구분하듯이 구획 사이에 부착한다. 또한, 장경인대가 대퇴골 원위부와 결합하는 부위는 부채꼴로 퍼지는 형태이다. 그리고 대퇴골 외측상과를 활주하는 부위에는 지방조직이 있어 마찰 자극을 완충하는 쿠션과 같은 기능을 하는 것으로 보인다. 또한, 오른쪽 그림의 MRI에서도 장경인대(ITB)와 외측상과(LE) 사이에는 장경인대의 함요부가 관찰되는데, 이 곳에 지방조직이 위치하며 임상적으로 중요하다.

이와 같은 지방조직은 관절 내외에서 많이 존재한다. 지방조직에는 침해수용기가 매우 많이 분포하므로 신장성·활주성·유연성을 잃으면 통증을 유발할 수 있어 유의해야 한다.

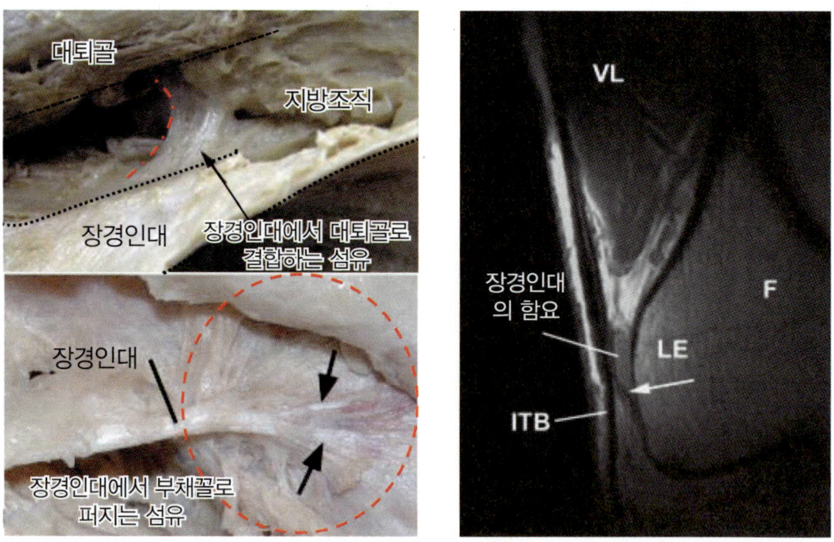

C72 장경인대 원위부의 해부 ②[17]

73 장경인대 원위부의 해부 ③

장경인대 원위부를 C73에 해부도로 나타냈다.

외측광근 장축섬유는 말초에서 공동건과 합류하지만 장경인대와 결합하는 사주섬유는 슬개골이나 외측슬개지대와 부착한다. 이러한 해부학적 특징을 고려해 사주섬유는 장경인대 심층에 위치한다는 것을 의식하며 압통을 확인해야 한다. 또한, 외측광근 장축섬유는 장경인대에 덮혀 있지만 기시하지는 않는다.

내반슬 OA 증례에서는 외측 지지기구의 지지성이 요구되는데 장경인대의 긴장을 높임으로써 경사섬유의 활동량도 동시에 높일 수 있다. 한편, 외측 지지기구의 기능이 저하되면 내반 불안정증도 증가할 수 있다.

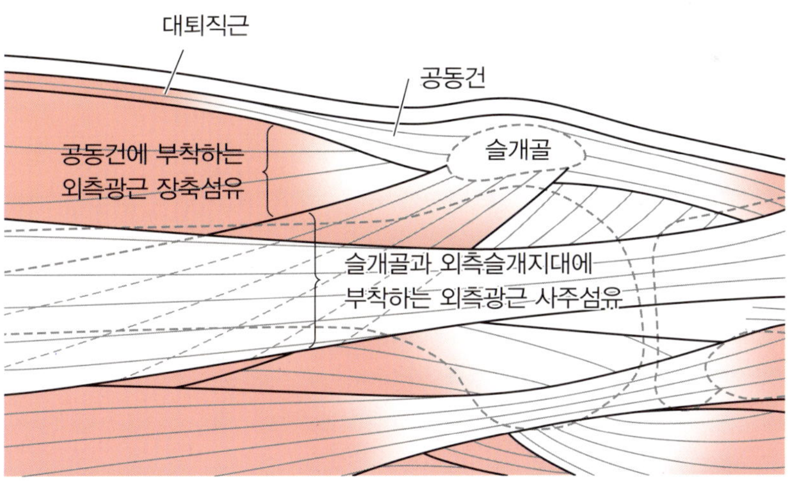

C73 장경인대 원위부의 해부 ③[2)]

외측광근 장축섬유는 말초에서 공동건과 합류하지만 장경인대와 결합하는 사주섬유는 슬개골이나 외측슬개지대와 부착한다. 이러한 해부학적 특징을 고려해 사주섬유는 장경인대 심층에 위치한다는 것을 의식하며 압통을 확인해야 한다.

74 장경인대 원위부의 해부 ④

장경인대와 외측슬개지대의 연결 부위를 해부도로 나타냈다(**C74a, b**). 장경인대는 외측슬개지대와 견고하게 결합되어 분리하기 어렵다. 장경인대에 의한 긴장이 외측슬개지대에 매우 효율적으로 전달된다는 것을 의미한다.

또한, 장경인대는 대퇴근막장근 · 대전근 · 중둔근과 연결되어 있다. 이 때문에 이러한 근육의 단축은 장경인대의 긴장을 높이는 요인이 된다. 그러면 외측슬개지대의 원위 활주를 저해하는 인자가 되어 결과적으로 무릎관절의 굴곡 제한이 발생한다. 또한, 대퇴부 구획 내압 상승도 장경인대의 긴장을 높이는 요인이 되어 동일한 기전으로 무릎관절에 굴곡제한이 생기게 된다.

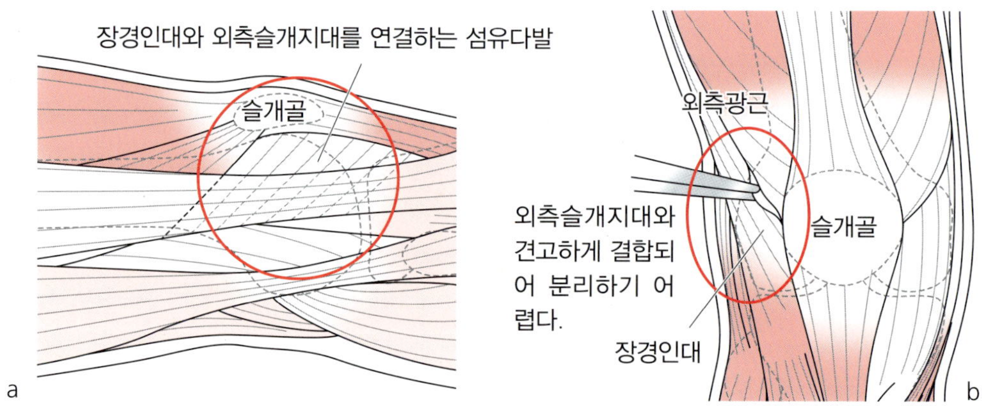

C74 장경인대 원위부의 해부 ④

장경인대는 외측슬개지대와 견고하게 결합되어 분리하기 어렵다.

75 장경인대 원위부의 기능해부

장경인대는 정지부 부근에서는 표층 섬유, 중간층 섬유, 심층 섬유로 나뉜다. 표층 섬유는 슬개골을 중심으로 부착하여 무릎관절을 굴곡하면 긴장된다. 중간층 섬유는 대퇴골 외측상과의 전방을 주행하며 동일하게 무릎관절을 굴곡하면 긴장된다. 한편, 심층 섬유는 대퇴골 외측상과의 후방을 주행하며 무릎관절을 신전하면 긴장된다. 또한, 무릎관절을 심굴곡하면 전체적으로 이완된다(**C75**).

따라서 무릎관절의 가동범위 획득은 장경인대의 긴장을 의식하며 실시해야 한다. 신전 방향에 대해서는 항상, 굴곡 방향에 대해서는 약 100°까지 제한인자가 되는 것을 염두에 둔다.

또한, 장경인대가 무릎관절의 가동범위에 영향을 미치는지는 고관절과의 기능해부학적 지식을 고려하면 좋다. 장경인대는 고관절을 내전하면 긴장이 높아져 무릎관절의 가동범위 제한을 일으키지만 고관절을 외전하면 긴장이 낮아져 무릎관절의 가동범위 제한은 경감된다.

위의 두 가지 소견을 보인다면 현시점에서 무릎관절의 가동범위 제한에 영향을 주는 인자는 장경인대라고 단정한다. 또한, 무릎관절 굴곡 100° 이상에 이르는 경우에는 장경인대의 영향은 없는 것으로 판단해도 좋다.

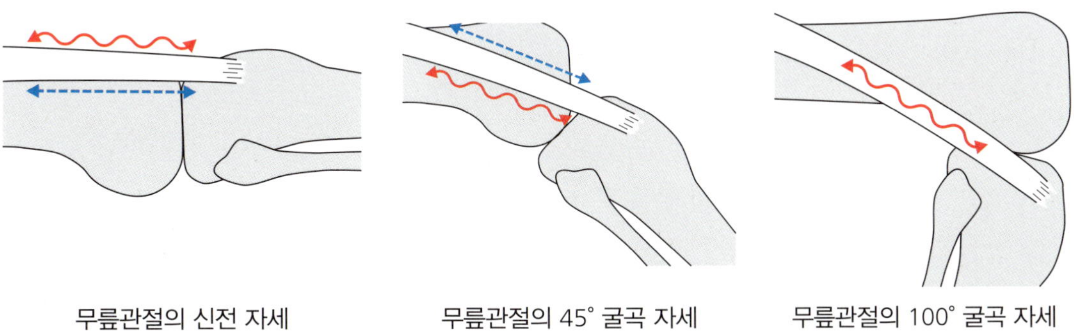

C75 장경인대 원위부의 기능해부[2)]

장경인대의 긴장은 신전 방향에 대해서는 항상, 굴곡 방향에 대해서는 약 100°까지 제한인자로 작용하는 것을 기억하자.

76 장경인대 원위부의 장력

장경인대를 절개한 해부이다. 장경인대는 신축성이 없기 때문에 정확히 말하자면 이 조직으로 인해 무릎관절의 가동범위 제한이 생기는 경우는 거의 없다. 오히려 장경인대와 연결되는 근육의 단축이나 외측광근을 비롯한 대퇴사두근의 용적 증가로 장경인대가 표면으로 밀려 과긴장되어 결과적으로 무릎관절의 가동범위에 영향을 미치고 있음을 고려해야 한다.

장경인대를 절개하면 절단부의 근위는 중추 쪽으로 견인되어 크게 벌어진다. 그 후, 절단부를 끌어당기려 해도 매우 강한 장력에 저항을 받는다(**C76**). 이처럼 장경인대에는 그 주위조직에 의한 물리적인 장력이 항상 가해지고 있음을 이해할 필요가 있다.

무릎관절 주위의 수술 후에는 종창에 의해 대퇴부가 비대해진 경우가 많다. 그러면 장경인대의 긴장이 증가해 대퇴부의 조직 내압을 높여 무릎관절의 가동범위를 저해하는 요인이 된다. 이런 경우에는 도르래(pulley) 등을 이용해 고관절의 내·외전운동을 해보는 것이 좋다. 장경인대와 연결되는 고관절 근육의 긴장이 완화되어 무릎관절의 운동치료가 원활해질 수 있다.

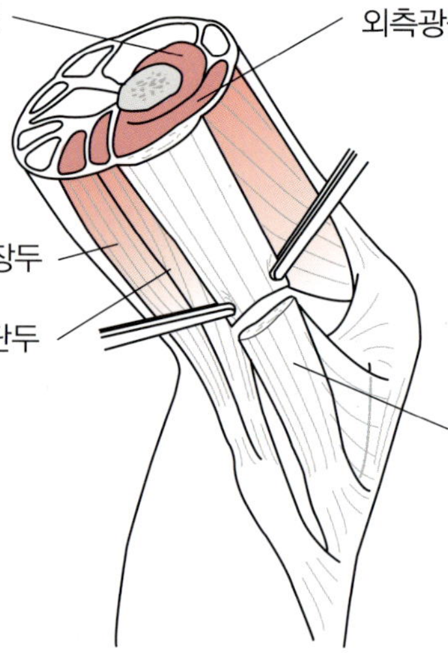

C76 장경인대 원위부의 장력[18)]

장경인대를 완전 횡절개하여 무릎관절을 경도 굴곡시키면 분리된다. 핀셋을 이용해 끌어당기지 않으면 절단부를 접촉할 수 없다.

77 장경인대의 기능해부

내반슬(genu varum)이나 골반이 유각(spielbein) 쪽으로 내려가는 트렌델렌버그 징후(Trendelenburg sign)는 장경인대의 긴장을 높이는 요인이 된다. 따라서 보행이나 달리기를 통해 무릎관절의 굴곡신전을 반복하면 외측상과 주위에서 마찰 자극이 증가한다(C77). 무릎 OA 증례에서는 슬개골을 외측으로 견인하는 작용이 강하므로 슬개대퇴 관절장애가 합병되기 쉽다.

한편, 장거리 육상 선수의 경우에는 장경인대가 미세하게 파열되면서 조직에 손상이 생겨 결국 장경인대염을 일으킨다. 이 병태를 runner's knee(장경인대염)라고 한다.

Runner's knee 증례를 초음파 영상으로 관찰하여도 장경인대 실질부에 염증 반응이 일어나지 않은 경우가 대부분이다. 한편, 장경인대와 외측상과 사이에 존재하는 지방조직은 조직 경도(hardness)가 높아져 유연성이 결여된 경우가 많다. 이것이 runner's knee에 의한 통증 발생의 한 요인이라고 생각된다. 즉, 장경인대염에서는 긴장을 높이는 요소인 고관절 근육, 대퇴사두근의 신장성 및 활주성과 함께 지방조직의 유연성을 획득하는 것이 중요하다. 지방조직에 대한 치료로는 다이렉트 스트레칭이 효과적이다. 또한, runner's knee는 부정렬을 기반으로 발병하는 경우가 많아 깔창(insole)을 통한 교정이 매우 효과적이다.

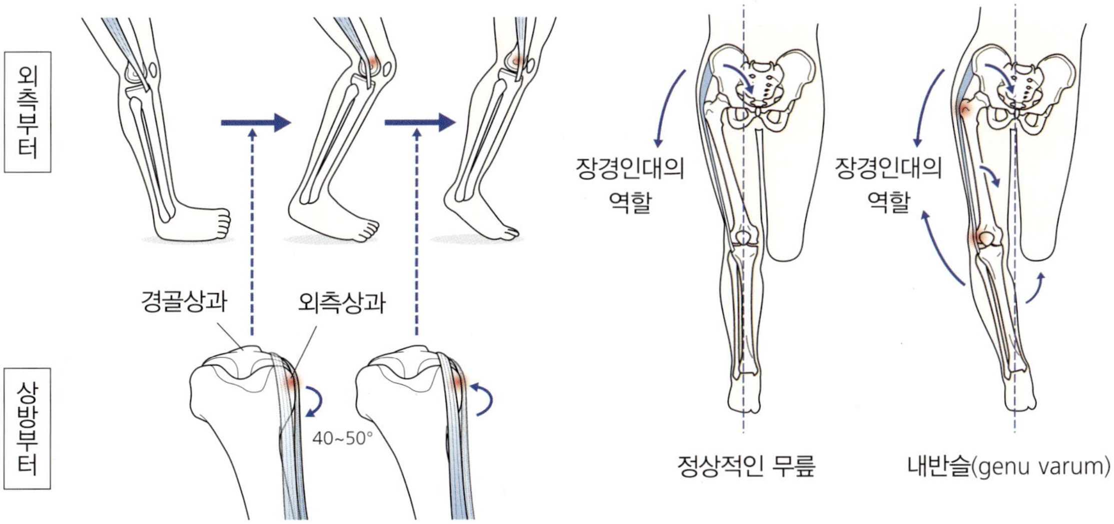

C77 장경인대의 기능해부[2)]

78 장경인대의 외측상과 사이에 존재하는 지방조직

장경인대와 외측상과 사이에 존재하는 지방조직을 나타낸 그림이다(**C78**). 이 지방조직의 존재로 혈관이나 신경(그림에서는 생략)이 보호되고 있다.

장경인대는 무릎관절을 굴곡하면 후방으로, 신전하면 전방으로 슬라이드 하듯이 편위된다. 따라서 정상 무릎에서도 장경인대와 외측상과 사이에 마찰 자극이 많이 발생하며 지방조직은 완충재로 작용한다.

이와 같이 지방조직은 혈관이나 신경의 보호 및 장경인대의 완충재로서 중요하지만 이 기능을 달성하기 위해서는 적당한 유연성이 보장되어야 한다. 지방조직의 경도(hardness)가 높으면 고관절 내전 상태로 무릎관절 굴곡신전 시 마찰음이 생긴다. 조직의 경도가 저하됨에 따라 마찰음이 감소하고 runner's knee에 의한 증상도 완화되기 쉽다.

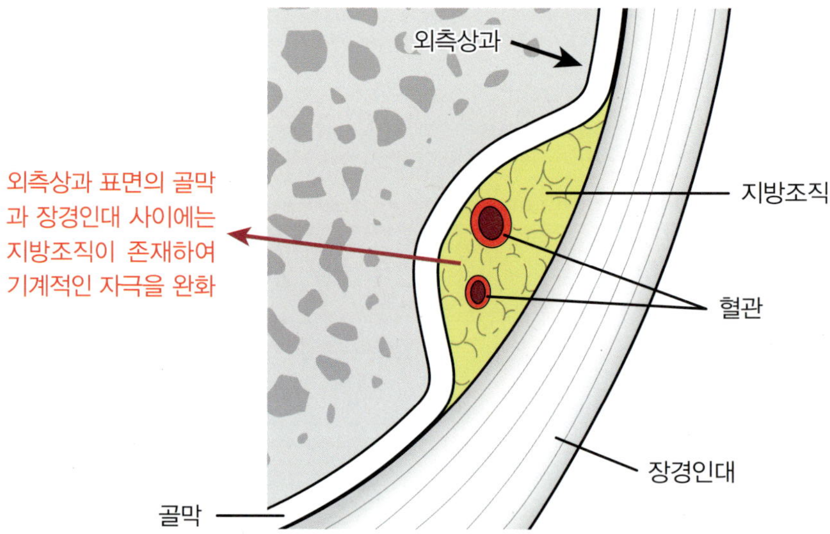

C78 장경인대의 외측상과 사이에 존재하는 지방조직[17)]

79 장경인대성 통증 증례 ①

장경인대성 통증을 보인 증례의 초음파 장축 영상이다(**C79a, b**).

C79a는 건측, **C79b**는 환측이다. 장경인대의 표층 섬유는 fibrillar pattern이 선명하여 휘도(brightness)에 특이 변화는 없다. 그러나 중간층~심층 섬유(점선)는 경도의 비후와 고에코상을 보이며 해당 부위와 일치한 압통 소견이 있었다. 이 증례처럼 장경인대염에서는 외측상과와 마찰되는 부위의 조직이 손상되어 통증이 발생한다. 초기에는 중간층부터 심층 섬유에 이러한 병태 변화를 보이는 경우가 많다.

장경인대염(40세) 염증은 음성

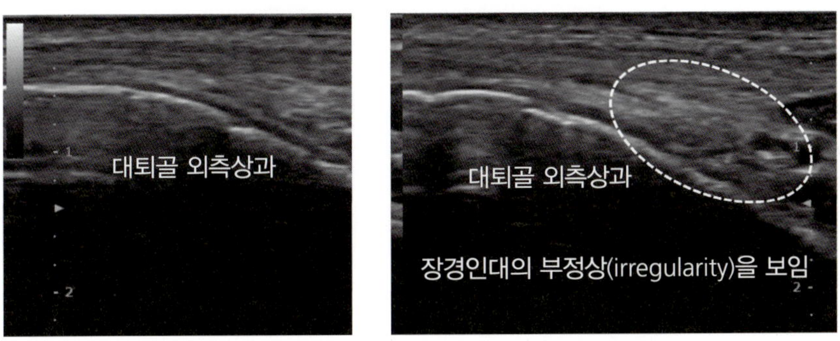

a 건측 b 환측

C79 장경인대성 통증 증례 ①

4 무릎 외측면의 조직과 장애

80 장경인대성 통증 증례 ②

장경인대성 통증을 보인 증례의 초음파 장축 영상이다(**C80a, b**).

C80a는 건측, **C80b**는 환측이다. 도플러 모드에서 혈류는 보이지 않아 급성 염증은 아닌 것으로 판단했다. 장경인대의 표층 섬유는 fibrillar pattern이 선명하지만 고에코와 경도의 비후를 보였다. 또한, 중간층~심층 섬유는 건측보다 비후했다.

도플러 모드에서 혈류가 증가된 경우는 시기와 임상 증상에 따라 달리기 중단을 고려할 필요가 있다. 본 증례는 혈류를 보이지 않아 운동요법을 실시하였다. 장경인대 자체에는 신축성이 없으며, 말초는 다층구조를 띄고 있어 조직 사이의 활주성을 얻는 것이 중요하다. 또한, 외측상과와 사이에 존재하는 지방조직의 유연성을 개선함으로써 장경인대에 가해지는 마찰 자극을 완화시켜 조직 회복을 기대할 필요가 있다. 이를 적절히 실시하면 증상은 순조롭게 회복된다.

장경인대염(15세) 염증은 음성

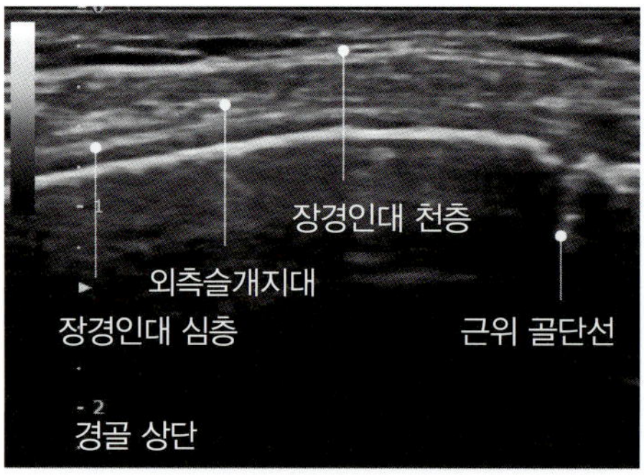

a 건측

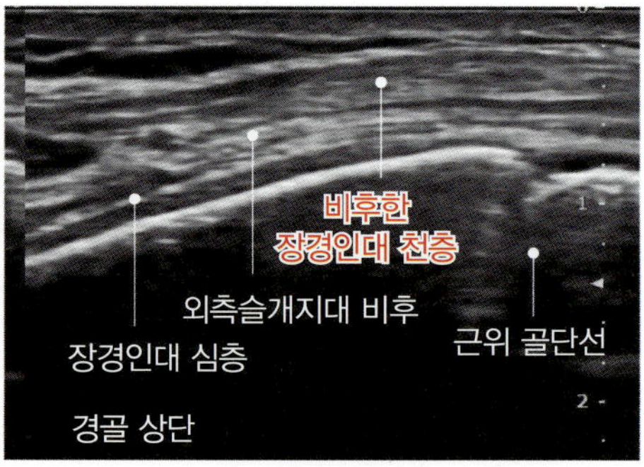

b 환측

C80 장경인대성 통증 증례 ②

장경인대 천층은 fibrillar pattern이 관찰되지만 비후(종창)되어 있다.

81 장경인대성 통증 증례 ③

장경인대에 가해지는 마찰 자극을 완화하기 위해 대퇴근막장근을 신장시키는 것도 중요하다. 이 도수치료는 임상에서 자주 시행하므로 구체적인 방법을 소개한다(**C81a, b**).

C81a와 같이 반대쪽 고관절을 내전 자세로 고정한다. 그리고 치료 쪽 무릎관절을 신전하고, 고관절 신전, 내전, 외회전 방향으로 조작함으로써 대퇴근막장근을 신장 상태로 만든다.

이 자세에서 치료 쪽 고관절 굴곡, 외전, 내회전 방향으로 가벼운 등척성 수축(isometric contraction)을 실시하고, 신속하게 구심성 수축으로 전환한다. 그 후, 다시 대퇴근막장근을 신장 상태로 한다. 이러한 조작을 반복하여 대퇴근막장근의 신장성을 개선해 나간다.

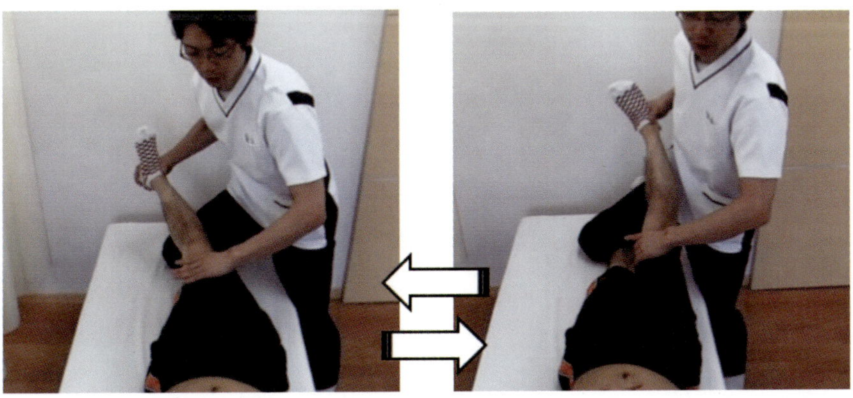

a 무릎관절을 신전하고, 고관절 신전, 내전, 외회전 방향으로 조작하여 대퇴근막장근을 신장 상태로 만든다.

b 고관절 굴곡, 외전, 내회전 방향으로 가벼운 등척성 수축을 실시하고 신속하게 구심성 수축으로 전환한다.

C81 장경인대성 통증 증례 ③

82 대퇴근막장근의 단축 검사

장경인대에 가장 많이 합류하는 고관절 근육은 대퇴근막장근이다. 따라서 장경인대의 긴장을 확인하기 위해서는 대퇴근막장근이 신장된 자세에서 검사하는 것이 유용하다. 대퇴근막장근은 장경인대를 전방에서 폭넓게 부착한다. 따라서 이 근육이 신장되도록 고관절을 신전/내회전하고, 장경인대의 전방을 신전시키기 위해 슬관절을 굴곡한다. 특히 비검사측 고관절을 90° 굴곡하면 골반이 뒤로 기울어 검사측 고관절의 신전 자세를 유지하기 쉬워진다. 그 상태에서 검사측의 고관절을 내전시키며 그 각도를 측정한다. 무릎 내측이 바닥면과 접지한 경우는 음성으로 판단한다(**C82**).

대둔근은 장경인대의 후방에서부터 합류하므로 대둔근의 긴장도 확인한다. 이를 위해서는 고관절 90° 굴곡 상태에서 20° 내전한다. 이 자세에서 무릎관절을 신전하여 그 각도를 측정한다. 45° 이하이면 음성이다.

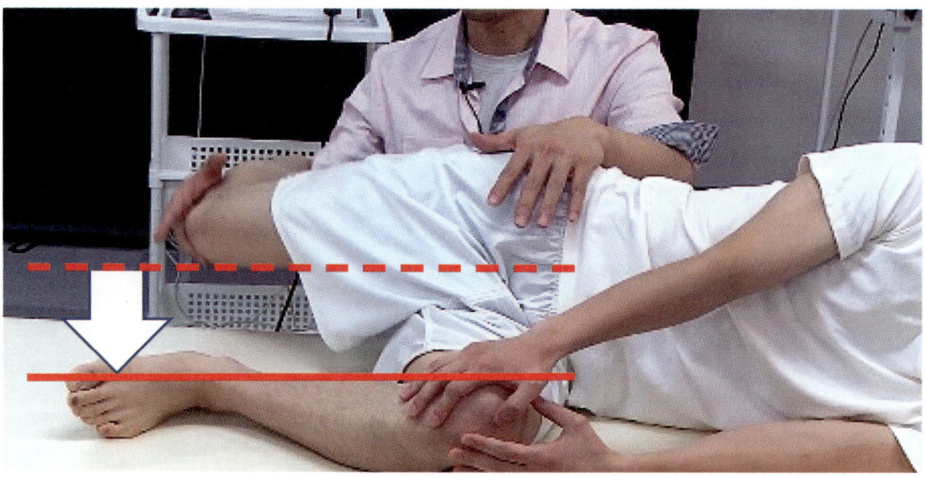

C82 대퇴근막장근 단축 검사

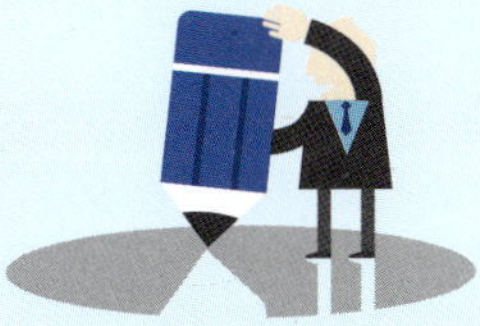

잠깐 토막지식
'지방체에 대하여'

관절 주위의 곳곳에는 지방체가 존재한다. 이는 글자 그대로 지방조직이지만 피하지방과는 다르며, 뚱뚱하거나 마른 것과는 무관하게 존재하고 있다. 이 지방체의 역할은 오랫동안 알려져 있지 않았으나 최근에 임상적인 영향이 알려지기 시작했다.

지방체는 매우 부드러운 조직으로 조직 사이의 활주성을 촉진하거나 충격을 흡수하는 쿠션재의 역할을 하고 있다. 또한, 지방체 안에는 수많은 신경조직 및 혈관이 주행하고 있는 것으로 알려져 있다. 이 때문에 통증 자극에 대해 과민하고 지방체에 염증, 섬유화, 유착, 변성이 생기면 통증을 일으키기 쉽다는 것을 쉽게 상상할 수 있다.

이 책에서는 무릎관절의 '슬개하지방체', '대퇴전지방체'를 소개하고 있으나 슬개골 위쪽이나 슬와 등에도 존재한다. 또한, 족관절이나 고관절의 주위는 물론 요통의 추간관절에도 존재한다. 그 외, 신경조직 주위에는 지방체가 둘러싸여 보호하고 있으며 근육, 인대, 뼈 등의 조직 사이에도 다수 존재한다.

치료사는 이 지방체가 통증이나 가동범위 제한에 관여한다는 것을 알고 있어야 한다. 지방체에 섬유화나 유착이 생기면 활주장애가 발생하거나 지방체가 끼여 통증이나 가동범위 제한을 일으키는 원인이 되는 경우가 임상에서 매우 많다. 실제로 지방체의 활주를 촉진하는 것으로 즉석에서 가동범위 및 통증이 개선되는 경우를 임상에서 자주 경험할 수 있을 것이다.

또한, 무릎 신전기구의 하나인 슬개인대는 무릎관절의 굴신운동 중 기본적으로 길이가 변하지 않는다. 따라서 슬개인대 후방을 감싸듯 존재하는 슬개하지방체에 섬유화나 유착이 생기면 통증의 원인이 되지만 가동범위 제한이 생기는 경우는 적다.

지방체는 X-ray에서는 나타나지 않으며, MRI 영상으로 확인할 수 있다. 또한, 최근에는 초음파 영상으로 그 동태를 명확히 알 수 있게 되었다. 따라서 정형외과나 재활 분야에서 초음파가 급속히 보급되고 있는 지금은 그 임상적 의의가 더욱 확고해질 것으로 예측된다.

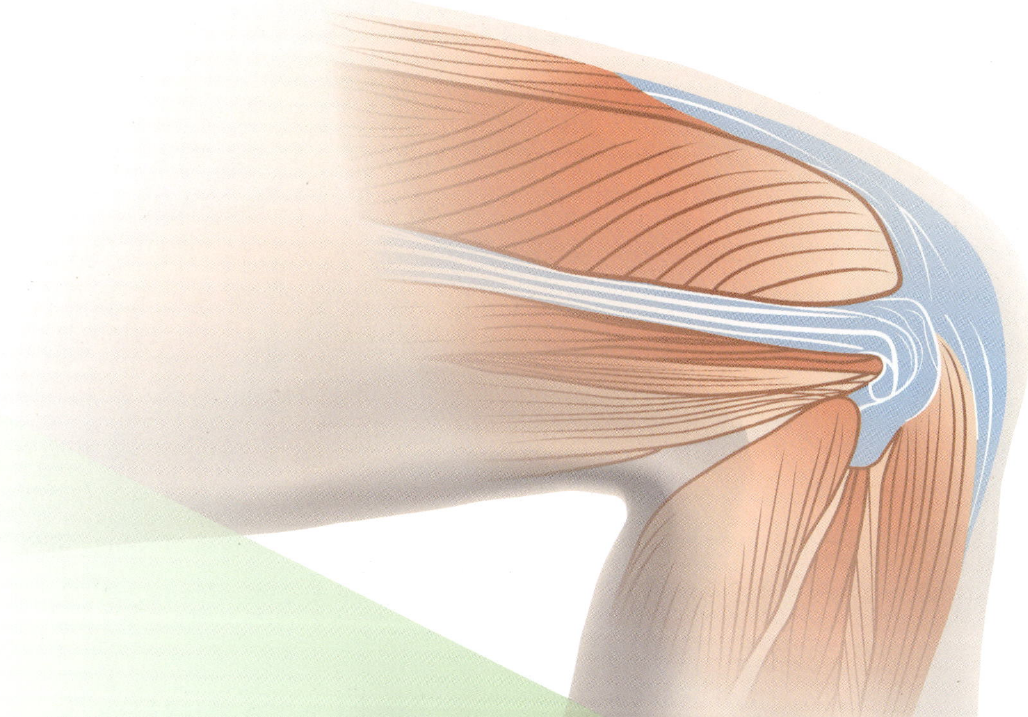

Step 5

슬와부의 조직과 장애

83 슬와부의 압통점

슬와부의 해부도와 자주 발생하는 압통 부위를 나타냈다(**C83a, b**).

슬와부의 중앙에는 경골신경이 주행하므로 이를 식별 후 압통 소견을 확인하는 것이 좋다.

대퇴부 후면에서 슬와부에 걸쳐 주행하는 내측 햄스트링과 외측 햄스트링은 압통의 호발 부위이다(**C83a**). 내측 햄스트링에서 반건양근은 근건이행부에서 압통이 확인되는 경우가 많으며, 반막양근은 근실질부에서 정지 부위에 걸쳐 광범위하게 확인되는 특징이 있다. 또한, 외측 햄스트링인 대퇴이두근 장두는 근건이행부에서 압통이 확인되는 경우가 많다. 이 근육의 심층에는 대퇴이두근 단두가 위치해 실질부에서 정지 부위에 걸쳐 광범위하게 확인되는 특징이 있다. 내·외측 햄스트링 원위부 심층에 비복근의 내측두와 외측두가 위치한다. 이 근육에서는 근건이행부에서 기시부에 걸쳐 광범위하게 압통이 확인되며 내측두에 흔히 나타난다. 더불어 심층에는 슬와부를 비스듬히 주행하는 슬와근이 위치하며 근실질부가 호발 부위이다(**C83b**).

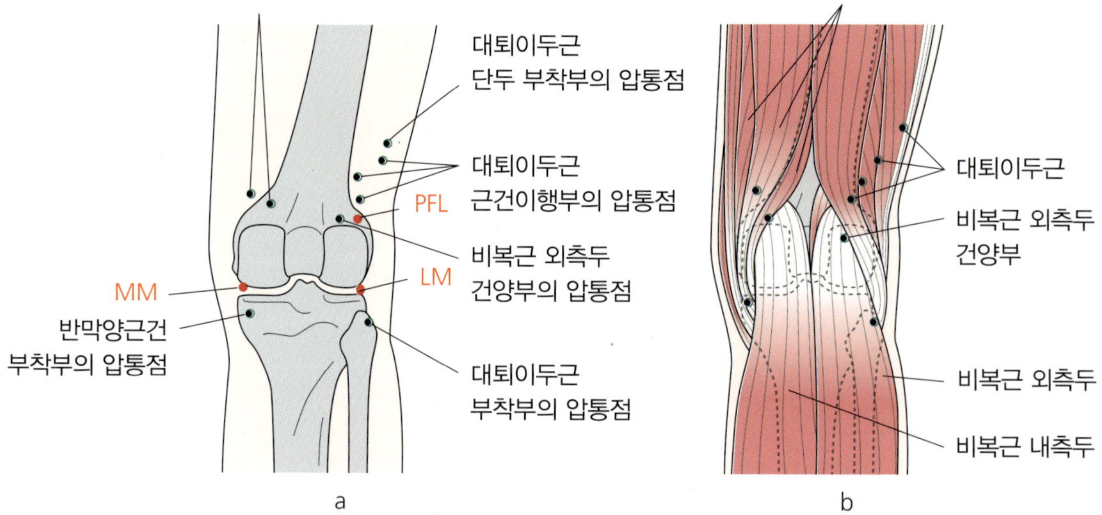

C83 슬와부의 압통점[1)]

84 슬와부의 해부

슬와부의 해부를 나타낸다(**C84**). AOL(anterior oblique ligament)은 MCL의 전방사인대, POL(posterior oblique ligament)은 MCL의 후방사인대, AA는 반막양근의 anterior arm, DA는 반막양근의 direct arm, FFL(fabello-fibular ligament)은 파벨라 비골인대이다.

슬와부에서는 반막양근건이 분기하는 모습이 자주 관찰된다. AA는 전내측으로 분기하여 반막양근건구 내를 주행하며, 거위발과 마찬가지로 하퇴의 외회전 불안정증에 길항한다. DA는 경골 내측과 후면에 부착하여 무릎관절 굴곡운동의 핵심이 된다. 슬와하 내측부에서 슬와상 외측으로 주행하는 사슬와인대(oblique popliteal ligament)에 부착하는 섬유는 무릎 후방 지지조직의 하나로 무릎관절의 과신전을 제동한다. 하퇴의 내회전근인 슬와근 근막에 부착하는 섬유는 슬와근을 긴장시켜 기능을 높인다.

비골두에 부착하는 LCL, FFL, 슬와비골인대(popliteo fibular ligament, PFL)는 총괄하여 무릎 후방 외측 지지기구라고 불리며 무릎관절의 신전·내반과 하퇴의 외회전 불안정성에 길항하는 조직이다.

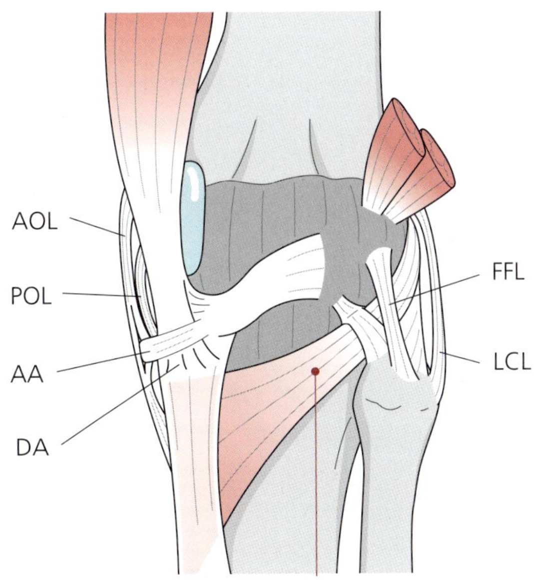

C84 슬와부의 해부[19]

85 슬와근 · 건의 해부와 기능

슬와근·건의 해부와 기능을 나타낸 그림이다(**C85**).

슬와근은 비복근의 심층에 위치하므로 무릎관절을 굴곡시켜 비복근의 긴장을 완화시킨 자세에서 촉진하는 것이 좋다.

그리고 슬와근에는 비골두와 연결되는 슬와비골인대가 존재하여 경골뿐만 아니라 비골의 후방 안정화기구로도 기능한다. 또한, 근위경비관절(proximal tibiofibular joint) 불안정증을 보이는 경우에서는 이 해부학적 특징을 고려한 기능 회복이 중요하다.

일반적인 해부학 서적의 무릎 내측 지지기구를 관찰하면 MCL과 내측 반월판은 연결되어 있으며, 이들은 연동되어 특유의 관절 내 운동을 하는 것으로 알려져 있다. 한편, 무릎 외측 지지기구를 관찰하면 LCL과 외측 반월판은 연결되지 않고, 그 사이에는 공간이 존재한다. 슬와근건은 이 공간 속을 횡단하는 형태로 주행하고 있다.

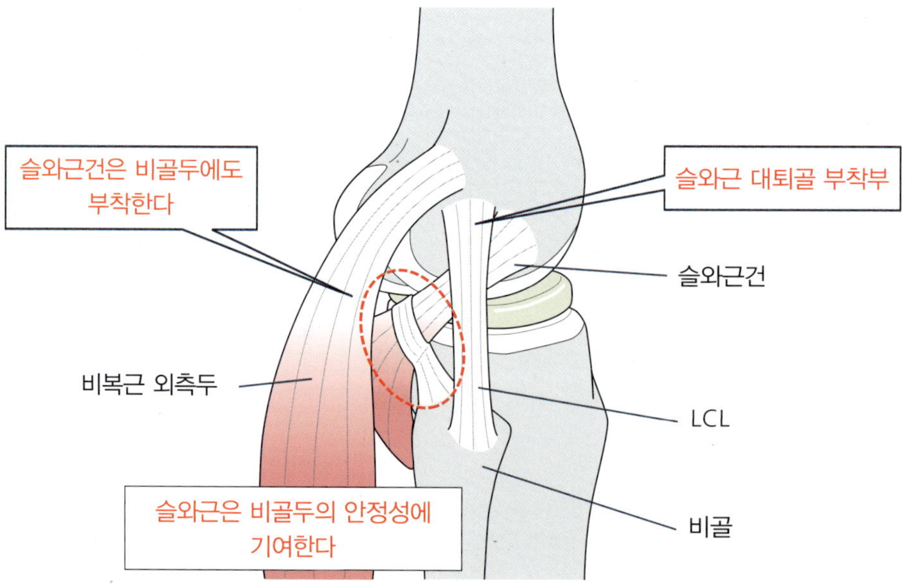

C85 슬와근 · 건의 해부와 기능[26)]

86 슬와근 · 건의 기능해부

슬와근 · 건의 기능해부도이다(**C86a, b**).

무릎관절 측면에서는 슬와근건이 LCL을 교차하는 형태로 주행하는 것이 관찰된다(**C86a**). 후면에서는 슬와근이 가자미근선의 바로 위를 채우는 형태로 부착해 대퇴골 외측과 후면을 주행하는 모습이 관찰된다.

슬와근의 주행을 벡터 분해하면 내회전 작용과 경골을 대퇴골에 접촉해 축압을 가하는 작용이 있다. 무릎관절의 굴곡 작용 혹은 신전 작용이 있다고 알려져 있으나 그 주행으로 미루어 보면 큰 토크를 발휘하는 것은 아님을 알 수 있다.

슬와근의 내회전 작용은 하퇴의 외회전 불안정증을 제동한다. 따라서 knee in toe out에 의한 부정렬을 보이는 케이스의 대부분은 이 근육의 긴장도가 높다. 또한, 안정 자세에서도 상승한 근내압이 감압되지 않아 자발통이 생기는 경우도 있다.

경골을 대퇴골에 접촉시켜 축압을 가하는 작용은 이른바 지점 형성력으로 무릎관절의 동적 지지기구로써 안정성에 기여하고 있다(**C86b**).

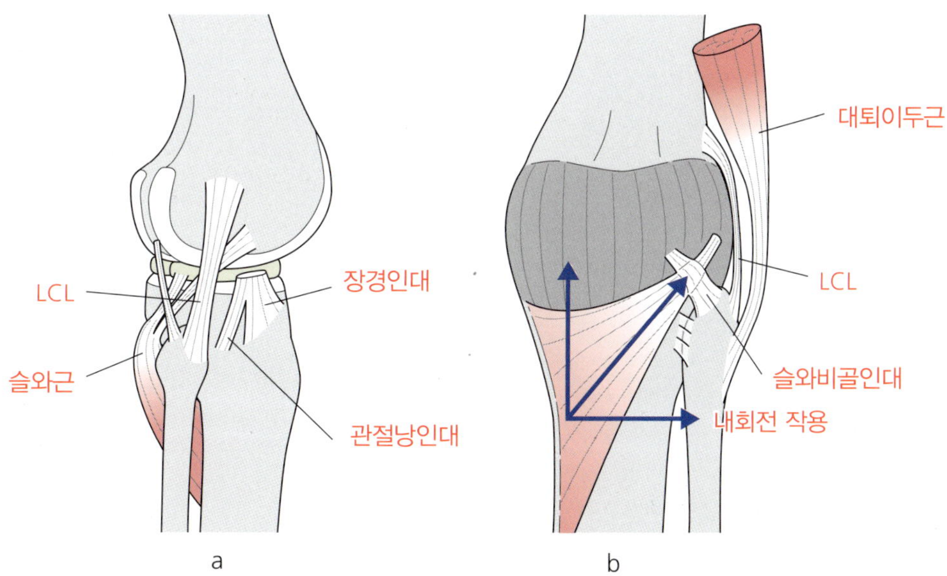

C86 슬와근 · 건의 기능해부[27)]

슬와근은 대퇴경골관절과 근위경비관절의 안정성에 기여하고 있다.

87 슬와근건구와 슬와근건의 기능해부

슬와근건구와 슬와근건의 해부 및 기능해부에 대해 나타낸 그림이다(**C87a, b**).

LCL은 LCL-femur(LCL의 대퇴골 부착부)와 LCL-fibula(LCL의 비골 부착부)에 다리를 놓듯이 부착해 있다. 슬와근건구는 이 LCL의 심층에 위치하며 대퇴골과(femoral condyle) 부위에 형성된 고랑이다.

슬와근건은 대퇴골 쪽에서는(**C87a**) 슬와근건구의 전방 근위에 부착되어 있다. 무릎관절 신전 자세에서는 슬와근건이 이 슬와근건구에 들어가 있지 않아 자유도가 높은 운동이 가능하다. 한편, 무릎관절을 점점 굴곡시키면 평균 112°에서 슬와근건은 슬와근건구 내로 들어가는 것으로 알려져 있다. 그러면 슬와근건의 여유는 없어지고, 슬와근의 긴장이 높아지기 쉽다.

효율적으로 슬와근 근수축을 하려면 무릎관절 굴곡 112° 이상에서의 하퇴 내회전운동이 효과적이라 생각된다(**C87b**).

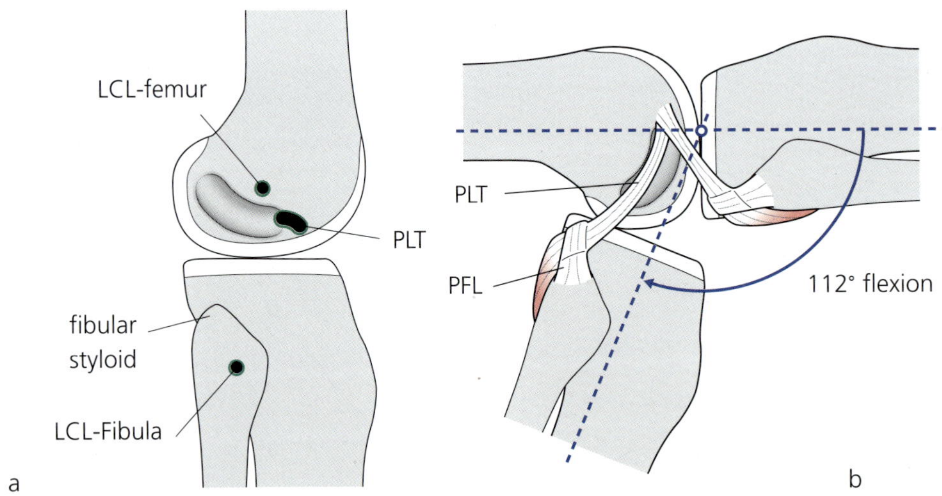

C87 슬와근건구와 슬와근건의 기능해부[26)]

슬와근건구의 전방 근위에 슬와근이 부착한다.
굴곡 112° 이상에서 슬와근건은 이 건구 내에 들어가 이 이상의 굴곡 영역에서는 슬와근이 신장하게 된다.

88 슬와근건 부착부의 양상 ①

슬와근건 부착부의 양상이다(**C88a, b**).

슬와근의 98%는 슬와비골인대를 통해 비골두에 부착한다(**C88a**). 슬와근의 기시부는 가자미근선 바로 위의 경골 근위 후면이다. 따라서 슬와근이 수축하면 경골에 대해 비골은 외회전 방향으로 회전 운동을 한다. 장지신근은 비골 근위 전면에 부착되어 있으며, 이 근육의 수축은 비골을 전방으로 편위시키는 작용을한다. 이 근육들은 근위경비관절(proximal tibiofibular joint)에서는 길항근이라고 할 수 있다.

슬와근의 57%는 후방 관절낭(posterior capsula)에 부착한다(**C88b**). 무릎관절을 굴곡하면 대퇴골과부 후면과 경골과부 후면 사이에서 후방 관절낭이 충돌한다. 이는 슬와근에 의해 후방 관절낭이 견인되어 충돌을 피하는 것으로 생각된다. 후방 관절낭에 부착하지 않은 나머지 43%에서는 대퇴이두근 단두가 그 기능을 하는 것으로 보인다.

후외측 관절낭성 구축으로 인한 무릎관절 신전 구축의 경우에는 슬와근과 대퇴이두근 단두의 수축 운동이 신전 가동범위를 개선하는 효과적인 수단이다.

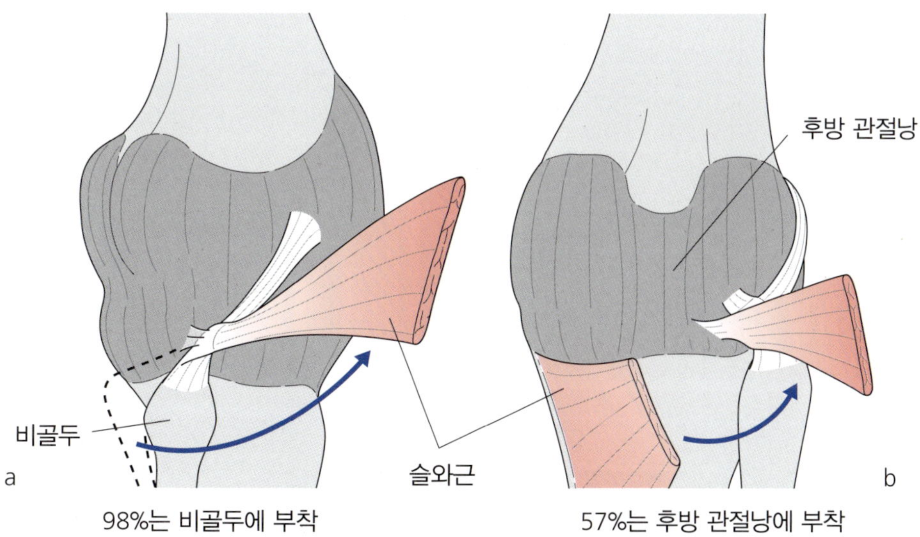

C88 슬와근건 부착부의 양상 ①[28]

89 슬와근건 부착부의 양상 ②

슬와근건 부착부의 양상이다(C89).

교과서 등에서 슬와근은 외측 반월판 후각부에 부착하고, 무릎관절 굴곡 시 슬와근이 외측 반월판을 후방으로 견인함으로써 충돌을 피한다고 쓰여 있다. 이 관절생리학은 슬와근이 외측 반월판에 부착된다는 것이 대전제이다.

실제 사체에서 관찰한 보고에 따르면 슬와근의 45.0%에서 외측 반월판에 부착되지 않았다고 한다. 또한, 부착된 55.0%의 37.5%에서 성기게 결합되어 있었고, 17.5%에서만 긴밀히 결합되어 있었다.

이처럼 슬와근과 외측 반월판 후각부가 결합하지 않은 경우가 존재한다는 것을 이해할 필요가 있다. 임상에서 슬와근이 외측 반월판 후각부에 결합되어 있는지 판단하기는 어렵다. 따라서 무릎관절 굴곡에 따라 외측 반월판성 통증이 확인되는 경우에는 먼저 슬와근의 기능을 개선시키는 것이 최우선이다.

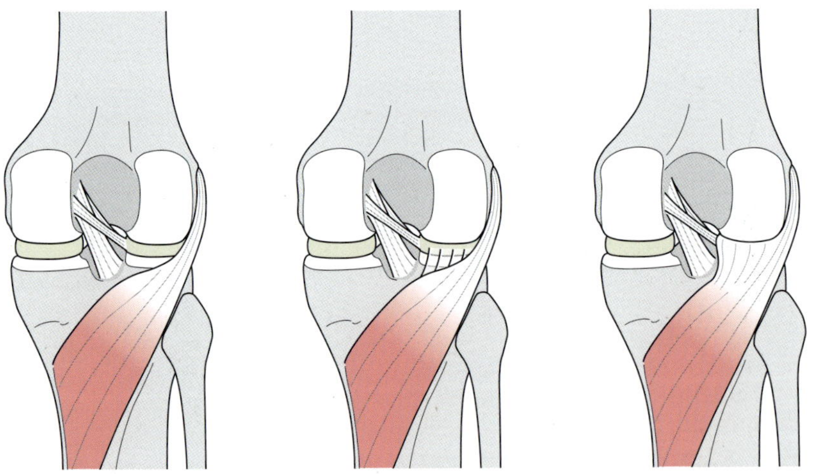

C89 슬와근건 부착부의 양상 ②[29)]

대퇴골 외측과에는 100%에서 부착.
외측 반월판에는 55%에서 부착.

90 슬와근건 부착부의 양상 ③

슬와근건 부착부의 양상이다(**C90a, b**).

슬와근은 무릎 후외측 지지기구로서 기여한다. 따라서 하퇴의 외회전 불안정증에 대해서는 슬와근의 기능에 의해 제동된다. 또한, 무릎 후외측 지지기구는 변이가 다양해 경우에 따라서는 결손된 인대나 굵기·두께가 다른 인대 등이 있다. 궁상인대(arcuate ligament)가 잘 발달된 경우에는 간혹 슬와근이 긴밀히 결합되기도 한다(**C90b**).

슬와근 자체는 근실질부가 편평하고 길이가 짧은 근육이다. 따라서 하퇴의 외회전 불안정성을 제동하는 기능을 다소 의문시하는 치료사도 적지 않다. 그러나 무릎 후외측 지지기구는 단독보다는 복합체로서 기능을 발휘한다. 즉, 슬와근은 다른 조직과 협조하여 무릎 후외측 지지기구로서의 역할을 담당한다.

한편, PLRI(psterolateral ratatory instability)의 대표적인 하퇴의 후외측 불안정증이 발생하는 경우는 무릎 후외측 지지기구의 대부분이 파탄되었을 가능성을 의미한다.

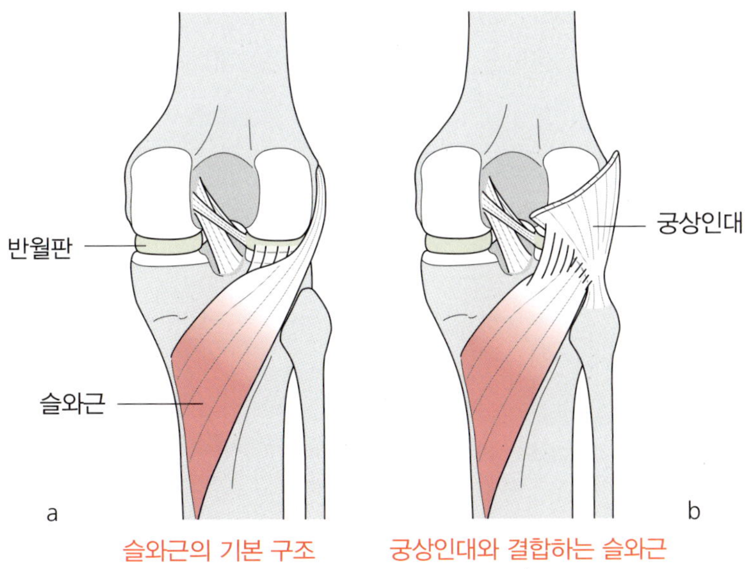

C90 슬와근건 부착부의 양상 ③[30)]

91 내 · 외측 반월판에 결합하는 반막양근

내 · 외측 반월판에 결합하는 반막양근의 해부도이다(**C91**).

반막양근은 모든 증례에서 내측 반월판 후각부에 부착되어 있다. 따라서 무릎관절 굴곡 시 반막양근이 내측 반월판을 후방으로 견인하여 충돌(impingement)을 피한다.

한편, 외측 반월판에는 43.2%에서 부착된다. 슬와근의 45%에서 외측 반월판에 부착하지 않는다(**C89**). 보고자에 따라 상이하지만 외측 반월판에 슬와근이 부착되지 않은 경우에는 반막양근이 부착되어 있다고 생각할 수 있다.

이것은 무릎관절 굴곡 시 외측 반월판성 통증을 보이는 경우, 첫 단계로 슬와근의 기능을 향상시킨다. 그래도 통증에 변화가 없다면 다음 단계로 반막양근의 기능을 향상시키는 것이 좋다. 이 해부학적 지견은 임상에서 매우 중요하다.

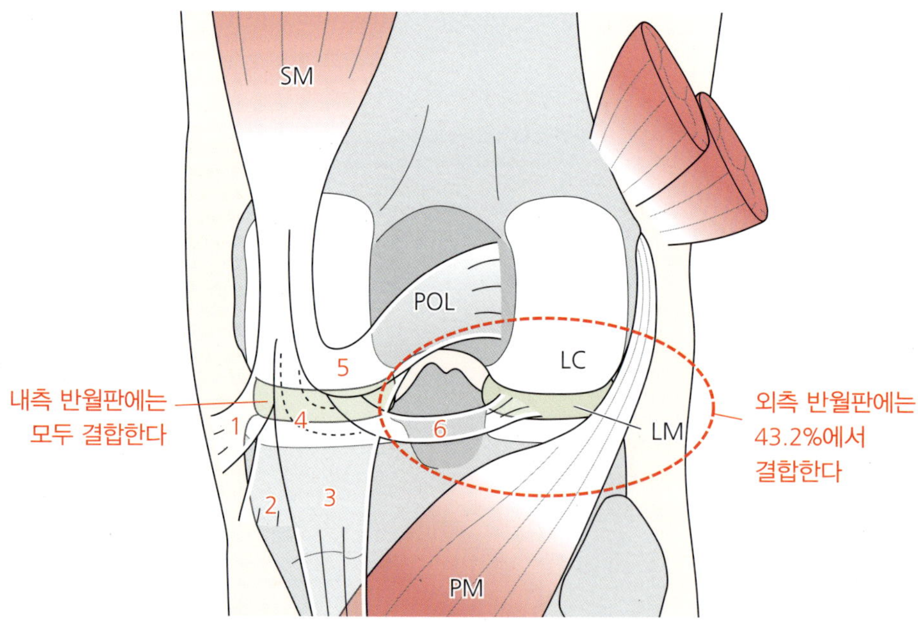

C91 내 · 외측 반월판에 결합하는 반막양근[31)]

92 외측 반월판에 부착하는 반막양근의 형태

반막양근이 외측 반월판에 부착하는 형태의 해부도이다(**C92**).
그 패턴은 아래의 세 가지로 나뉜다.

① 외측 반월판 후각부에 성기게 결합하는 thin type(43.7%)
② 외측 반월판 후각부에 긴밀히 결합하는 broad type(31.3%)
③ 외측 반월판 후각부를 원주상으로 결합하는 round type(25.0%)

반막양근이 외측 반월판 후각에 부착하는 형태는 다양하다. 이로써 반막양근은 내측 반월판뿐 아니라 외측 반월판의 동태까지 제어하고 있음을 알 수 있다.

한편, 반막양근 근실질부의 유착·반흔화나 근위축 등으로 기능부전이 발생하면 반월판 동태를 제어할 수 없게 되고, 무릎관절 굴곡 시 반월판성 통증 발생의 계기가 된다.

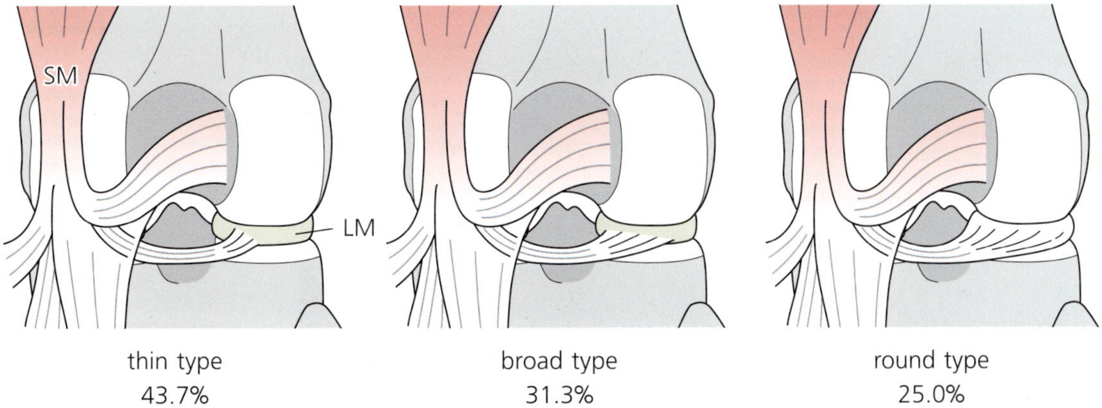

C92 반막양근이 외측 반월판에 부착하는 형태의 해부도[31)]
반막양근은 외측 반월판의 후각 내측연에 부착한다.

93 슬와근의 압통 검사

슬와근의 압통 검사 방법이다(**C93**).

슬와근의 촉진은 다소 복잡하기 때문에 여기에서 설명을 추가한다.

슬와근은 가자미근 바로 위 경골 근위 후면에 부착되어 있는 근육이다. 따라서 가자미근 근위 방향으로 진행하며 촉진하는 것이 좋다. 다만, 슬와근의 표층에는 비복근이 주행하고 있기 때문에 표면에서 압박을 가하는 것만으로는 두 근육을 정확히 판단하기 어렵다. 그러므로 비복근 내측두·외측두의 근복(belly)은 한 덩어리로 잡고 내측 혹은 외측으로 밀어두고 심층에 위치한 슬와근을 촉진하면 좋다.

슬와근은 경골 후면부에서는 뼈 표면에 폭넓게 부착되어 있지만 대퇴골 외측과에서는 슬와근건으로 주행하고 있다. 따라서 슬와근의 압통 소견은 경골 쪽에서 시행하는 것이 좋다. 압통 소견은 근실질부에서 광범위하게 보이는 경우가 많다.

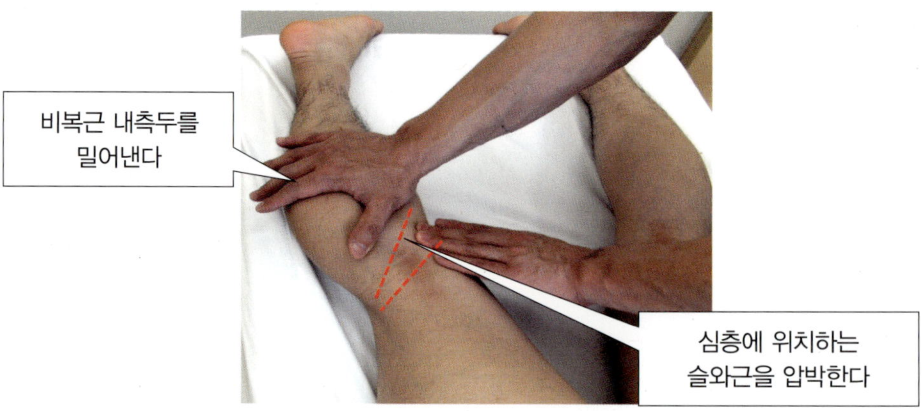

C93 슬와근의 압통검사

가자미근선의 근위에 위치하는 것에 유의한다.

94 슬와근성 통증을 보이는 퇴행성 무릎관절증

증례는 슬와근에 기인한 보행 시에 통증을 보이는 무릎 OA이다.

성별, 나이, FTA, OA 등급과 선정 조건은 다음과 같다.

2013년 1월부터 2016년 3월까지 본원에서 진찰받아 퇴행성 무릎관절증으로 진단된 증례 중 슬와근성 통증이 확인된 20례 20무릎(전부 여성, 64.1±8.0세), FTA 176.9±3.0°, Koshino 분류(I : 5무릎, II : 11무릎, III : 4무릎)를 대상으로 하였다.

선정 조건은 ① 슬와근에 압통을 보일 것, ② 보행 시 통증을 보일 것, ③ 하퇴를 내회전 교정하면 통증이 소실·경감될 것, ④ 뚜렷한 관절 삼출이 없는 것이다.

슬와근성 통증의 특징적인 임상 소견

슬와근성 통증의 발생기전은 knee in toe out인 경우가 많으며 이 때문에 계단 하강 시 통증, 이상근 압통, 슬개대퇴관절 장애가 합병되기 쉬운 특징이 있다. 또한, 야간통증은 무릎관절 신전 제한 증례에서 흔한 증상 중 하나이다.

Knee in으로 인해 경골에 대해 비골이 과회전된다. 따라서 근위경비관절에는 불안정성에 따른 압통이나 관절의 안정화에 기여하는 대퇴이두근과 장지신근에도 피로에 기인한 압통을 보이는 경우가 많을 것으로 생각된다.

Toe out으로 인해 내측 종아치가 저하되게 되어 그 보정에 관여하는 장무지굴근에 피로에 기인한 압통을 보일 수 있다. 또한, 그림에 기재되어 있지는 않지만 같은 이론에 의해 후경골근과 족부 내재근에도 압통이 자주 발생한다.

무릎관절 굴곡 가동범위	131.8±10.0°
무릎관절 신전 가동범위	8.1±4.0°
야간통증	4무릎 (20.0%)
계단하강 시 통증	11무릎 (55.0%)
이상근 압통	12무릎 (60.0%)
슬개대퇴관절 장애	8무릎 (40.0%)
장지신근 압통	12무릎 (60.0%)
장무지굴근 압통	15무릎 (75.0%)
근위경비관절 압통	10무릎 (50.0%)
대퇴이두근 압통	8무릎 (40.0%)

C94 슬와근성 통증의 특징적인 임상 소견

95 근위경비관절의 압통 유무

슬와근성 통증을 보인 무릎 OA의 20증례 중 근위경비관절의 압통 유무를 두 군으로 분류하면 각각 10개의 증례가 된다. 이 두 군에 대하여 다음에 나타낸 보행 시 통증에 대해 VAS(시각적 통증평가 척도, visual analogue scale)를 이용하여 평가하였다.

① 테이핑 없이 보행(교정 없음)
② 테이핑 고정 하 보행(대퇴경골관절 교정만)
③ 테이핑 고정 하 보행(대퇴경골관절 교정 · 근위경비관절 교정)

① → ② → ③의 순서대로 실시하고, 5분간 시간 간격을 두었다.

이 검사의 목적은 슬와근성 통증을 보인 경우에서 근위경비관절의 압통 유무와 테이핑의 효과에 차이가 있는지, 나아가 테이핑의 고정방법에 따라 차이가 있는지를 확인하는 것이다.

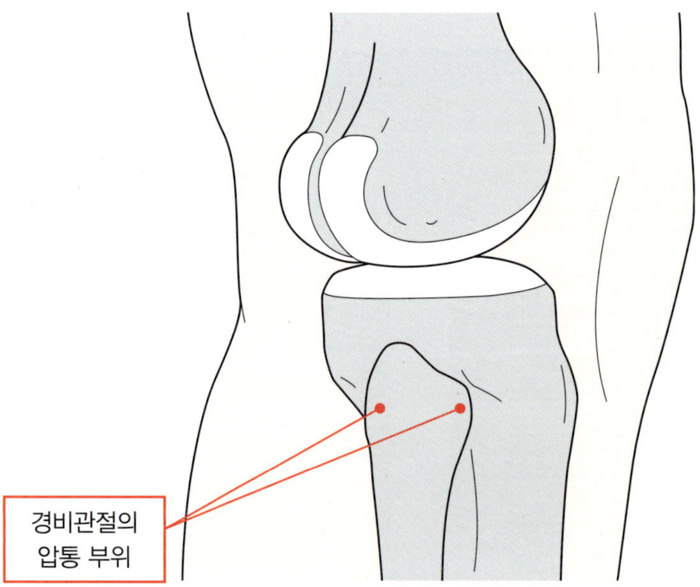

C95 근위경비관절의 압통 유무

96 근위경비관절 장애에 대한 테이핑의 실제와 효과

근위경비관절 장애에 대한 테이핑의 고정방법이다(**C96a**).

왼쪽은 경골 근위 외측부에서 테이핑을 시작하여 무릎관절의 내측을 통과시키면서 한 바퀴를 돌고, 그 후에 대퇴부까지 감아올린 사진이다. 이로써 대퇴경골관절이 고정되어 대퇴골에 대한 경골의 외회전 불안정성을 제동할 수 있다. 오른쪽은 경골 근위 후외측부에서 테이핑을 시작하여 근위경비관절을 통과시키면서 무릎관절을 한 바퀴 돈 후에 대퇴부까지 감아올린 사진이다. 이로 인해 근위경비관절과 대퇴경골관절이 고정되어 경골에 대한 비골의 외회전 불안정성과 대퇴골에 대한 경골의 외회전 불안정성을 제동할 수 있다. 조건을 통제하기 위해 테이핑의 길이는 동일하게 하였다.

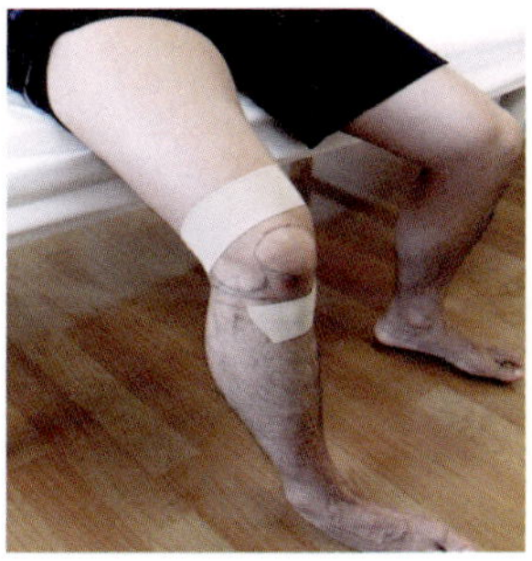

경비관절 비고정

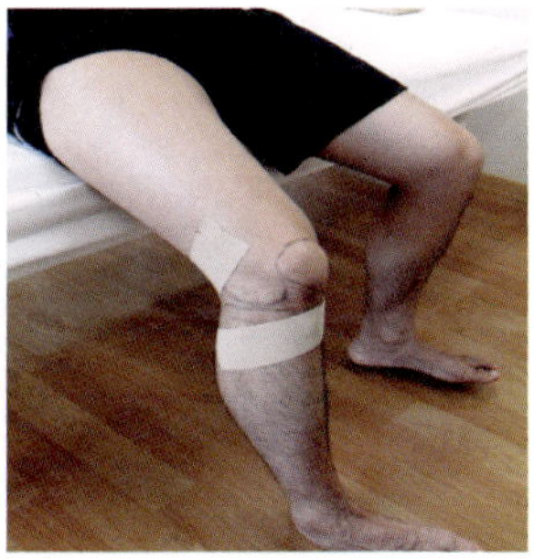

경비관절 고정

C96a 근위경비관절 장애에 대한 테이핑의 고정방법

근위경비관절의 압통과 테이핑의 효과를 비교하였으며 나이, FTA, OA 등급, 무릎관절 굴곡 각도, 무릎관절 신전 각도는 두 군 사이에 유의한 차이를 보이지 않았다(**C96b**).

환자 정보

	압통 있음	압통 없음
나이	62.7±10.1	61.8±10.9°
FTA	177.1±3.0	176.7±3.3
Koshino 분류	I : 2무릎	I : 3무릎
	II : 5무릎	II : 6무릎
	III : 3무릎	III : 1무릎
무릎 굴곡 각도	127.5±8.6°	135.0±9.8°
무릎 신전 각도	5.8±3.1°	3.6±2.8°

C96b 근위경비관절 장애에 대한 테이핑의 실제

97 근위경비관절 압통이 없는 군의 결과

근위경비관절 압통이 없는 군의 테이핑 효과를 나타낸 그래프이다(**C97**).

보행 시 통증은 교정 없음에서는 VAS가 4.0이었던 것이 대퇴경골관절 교정·근위경비관절 교정에서는 1.25, 대퇴경골관절 교정만에서는 1.35였다. 교정 없음은 대퇴경골관절 교정·근위경비관절 교정 및 대퇴경골관절만의 교정과 비교하여 유의하게 통증 강도가 높았다.

한편, 대퇴경골관절·근위경비관절 교정 및 대퇴경골관절만의 교정에서는 유의한 차이를 보이지 않았다.

이러한 결과를 통해 근위경비관절에 압통이 없어도 knee in toe out으로 인해 슬와근성 통증을 보이는 경우는 하퇴의 외회전 제동을 시행하면 보행 시 통증이 경감한다고 생각된다.

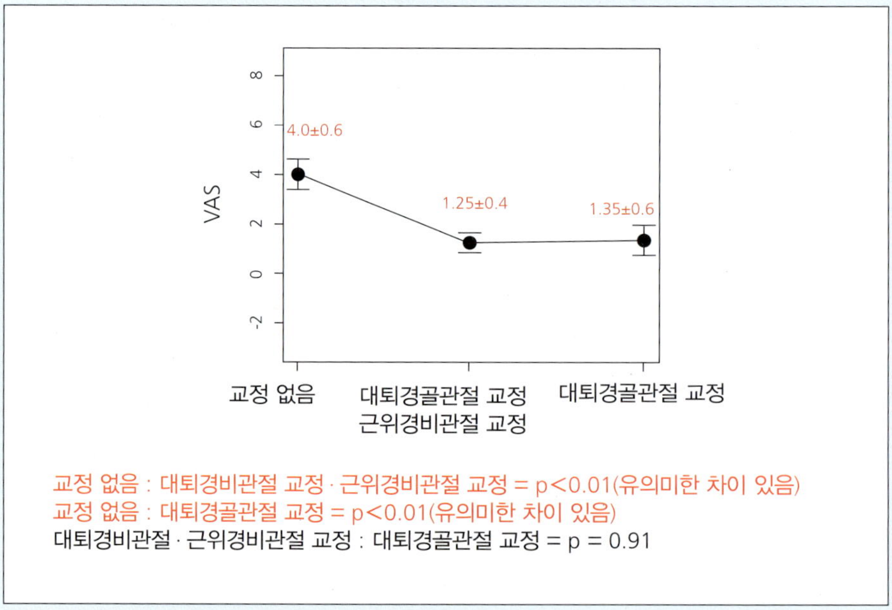

C97 근위경비관절 압통이 없는 군의 결과

98 근위경비관절 압통이 있는 군의 결과

근위경비관절에 압통이 있는 군의 테이핑 보행 시 통증은 교정 없음에서는 VAS가 4.1이었던 것이 대퇴경골관절 교정·근위경비관절 교정에서는 1.4, 대퇴경골관절만의 교정에서는 2.0이었다. 교정 없음은 대퇴경골관절 교정·근위경비관절 교정 및 대퇴경골관절만의 교정과 비교하여 유의하게 통증 강도가 높았다. 한편, 대퇴경골관절 교정·근위경비관절 교정과 대퇴경골관절만의 교정에서는 유의한 차이를 보이지 않았으며 p값은 0.07이었다.

이러한 결과를 통해 근위경비관절에 압통과 knee in toe out으로 슬와근성 통증을 보이는 경우는 하퇴의 외회전 제동을 시행하면 보행 시에 통증이 경감될 것으로 생각된다. 또한, 근위경비관절 교정까지 하는 것이 더 나은 증례도 있을 수 있으나, 통계적으로는 그렇지 않았다.

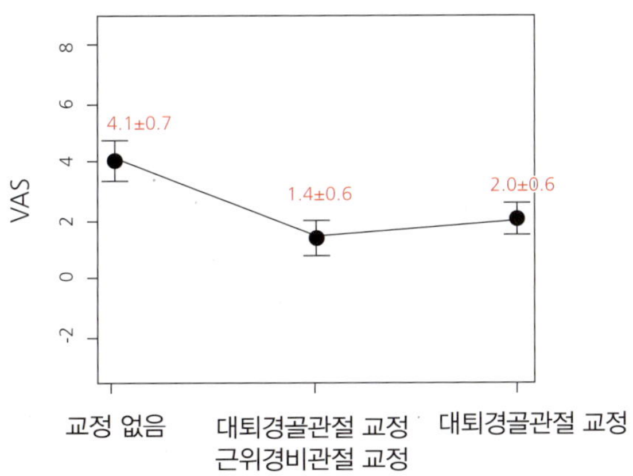

교정 없음 : 대퇴경비관절 교정 · 근위경비관절 교정 = p<0.01(유의미한 차이 있음)
교정 없음 : 대퇴경골관절 교정 = p<0.01(유의미한 차이 있음)
대퇴경비관절 · 근위경비관절 교정 : 대퇴경골관절 교정 = p = 0.07

C98 근위경비관절 압통이 있는 군의 결과

99 재검토한 테이핑의 실제

하퇴의 외회전 불안정증은 대퇴경골관절뿐만 아니라 근위경비관절에도 불안정성을 보이는 증례가 있다. 재검토한 테이핑의 실시 방법을 소개한다(**C99**).

근위경비관절에 압통을 보이는 증례 대부분은 경골에 대한 비골의 외회전 불안정성을 보인다. 또한, 대퇴이두근의 긴장이 높은 경우가 많은 것도 특징 중 하나라고 생각된다. 대퇴이두근은 강력한 토크로 비골을 후방으로 견인하는 근육이다. 한편, 어떠한 이유로 근위경비관절에 불안정증을 보이는 경우에서 이 근육의 긴장이 높아지면 비골의 외회전 불안정성이 조장된다.

이러한 증례에서는 대퇴이두근의 긴장을 완화시키는 것이 비골에 대한 외회전 불안정성을 경감시켜 근위경비관절이 안정화하는데 중요하다. 또한, 대퇴이두근건을 차단한 테이핑의 고정방법도 평가와 치료에 있어 효과적이다.

① 대퇴이두근 과긴장 유형
② 대퇴이두근의 장력에 의해 하퇴의 외회전을 초래한다
③ 외반 · 외회전 자세가 되면 대퇴이두근의 장력이 증가한다

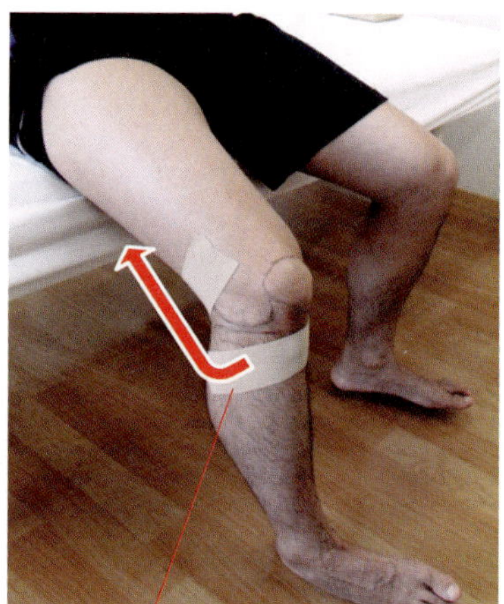

테이핑으로 대퇴이두근건 차단
이 방식으로는 통증이 현저하게 경감한다.

C99 재검토한 테이핑의 실제

100 무릎관절의 회전장애

이 장에서 소개한 슬와근의 장애나 근위경비관절의 장애는 무릎관절의 과도한 외회전과 밀접한 관련이 있다. 무릎관절에는 과도한 회전으로 인한 장애가 많으며, 그 대부분은 외회전장애이다. 한편, 필자의 임상 경험상, 내회전장애를 보이는 증례는 매우 적은 것으로 보인다. 즉, 무릎관절의 회전장애 대부분은 외회전장애임을 알아 두면 무릎관절 질환의 발생기전을 쉽게 이해할 수 있다.

무릎관절의 외회전에 기인하는 기타 장애를 예로 들면, 슬개하지방체염, 반월판 손상, 거위발염, 파벨라 비골인대성 통증 등이 있다. 또한, 퇴행성 무릎관절 증례에 있어서도 고관절을 회전 중립 자세로 교정하면 무릎관절은 과도하게 외회전되는 경우가 많다. 이로 인해 보행에 따라 슬개하지방체에는 균열이나 미세한 파열이 발생하고, 거위발 부위에는 견인 자극이나 마찰장애가 발생하기 쉽다고 생각된다.

이런 관점에서 무릎관절이 과도하게 외회전된 경우에서의 종말 신전범위는 내회전을 유도하면서 신전시키면 순조로운 회복을 얻을 수 있는 경우가 많다. 안이한 screw home movement의 촉진(facilitation)은 환자의 무릎관절을 파괴할 수 있다는 것을 염두에 둘 필요가 있다.

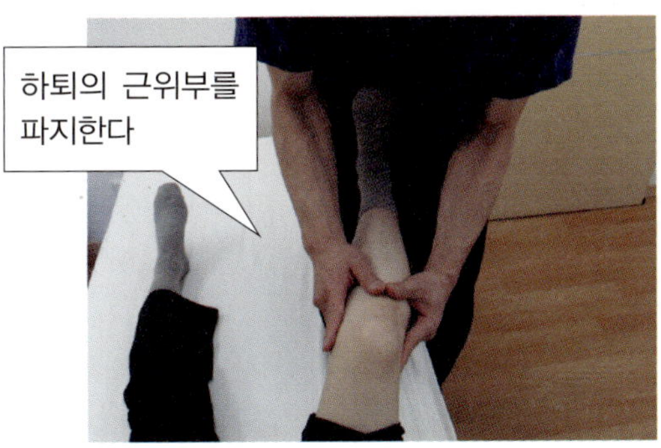

시작 자세

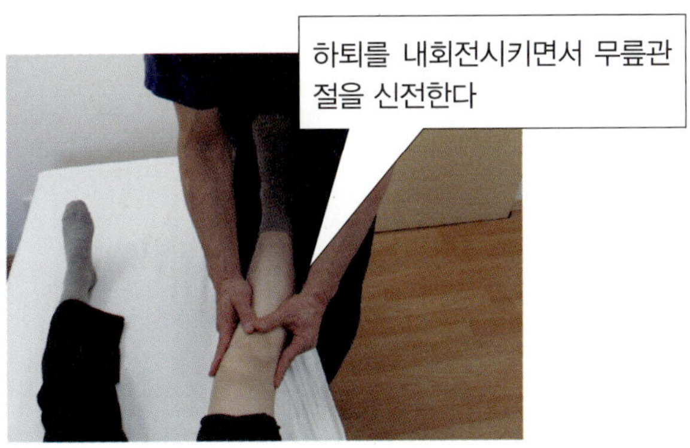

종말 신전범위

C100 무릎관절 종말 신전범위를 확보하기 위한 조작 방법

참고문헌

1. 宗田大：膝痛　知る診る治す, メジカルビュー社,　2007.
2. 林典雄：運動療法のための機能解剖学的触診技術　下肢・体幹, メジカルビュー社, 2006.
3. 工藤慎太郎：運動器疾患の「なぜ？」がわかる臨床解剖学, 医学書院, 2012.
4. H.Toumi : Regional variations in human patellar trabecular architecture and the structure of the proximal patellar tendon enthesis. Journal of Anatomy 208:47-57,2006.
5. Robinson JR : The posteromedial corner revisited. The Bone and Joint Journal 86-B,2004.
6. Arnoczky SP : Microvasculature of the human meniscus. The American Journal of Sports Medicine 10:90-95.1982.
7. 戸田佳孝：整形外科63:1027-1031,2012.
8. Tomoyuki Mochizuki : Pes anserinus: Layered supportive structure on the medial side of the knee. Clinical Anatomy 17:50-54,2004.
9. Lyu SR: Snapping syndrome caused by the semitendinosus tendon. A case report. The Journal of Bone and Joint Surgery71-2:303-305,1989
10. Marchand AJ: Snapping Knee: Imaging Findings with an Emphasis on Dynamic Sonography. American Journal of Roentgenology 199:142-150,2012.
11. Seebacher JR: The structure of the posterolateral aspect of the knee. The Journal of Bone and Joint Surgery. American 64(4):536-541,1982.
12. Marshall JL: The biceps femoral tendon and its functional significance. The Journal of Bone and Joint Surgery 54-A:1444-1450,1972.
13. Robert F: The Fibular Collateral Ligament-Biceps Femoris Bursa. The American Journal of Sports Medicine 25:440-4443,1997.
14. Terry GC: The Biceps Femoris Muscle Complex at the Knee. The American Journal of Sports Medicine 24:2-8,1996.
15. Merican AM, Amis AA: Anatomy of the lateral retinaculum of the knee. The Journal of Born and Joint Surgery 90-B No.4:2008.
16. 三浦真弘他：腸脛靱帯遠位部の線維構築と大腿膝外側支持機構との関連性について. 臨床解剖研究会記録 No.7:20-21,2007.
17. Fairclough J: The functional anatomy of the iliotibial band during flexion and extension of the knee: implications for understanding iliotibial band syndrome. Journal of Anatomy 208:309-316,2006.
18. Whiteside LA: Anatomy, Function, and Surgical Access of the Iliotibial Band in Total Knee Arthroplasty. The Journal of Bone and Joint Surgery 91:101-106,2009.
19. LaPrade RF: The Anatomy of the Posterior Aspect of the Knee: An Anatomic Study, The Journal ofBone and Joint Surgery American Volume 89:758-764,2007.
20. Halperin N: Semimembranosus tenosynovitis: Operative results. Archives of Orthopaedic and

Traumatic Surgery 106:281-284,1987.

21. Demeyerer N: Imaging of semimembranosus bursitis: MR findings in three patients and anatomical study. Journal Belge de Radiologie - Belgisch Tijdschrift voor Radiologi 86:332-334,2003.

22. Bylund WE: Semimembranosus Tendinopathy One Cause of Chronic Posteromedial Knee Pain. Sports Health 2(5):360-384,2010.

23. 山下達彦：モーション解剖アトラス下肢・骨盤.66-69, メジカルビュー社,2009.

24. Wolfgang W: Annals of the Rheumatic Diseases 39:354-358,1980.

25. Weiser HI: Semimembranosus insertion syndrome: a treatable and frequent cause of persistent knee pain. Archives of Physical Medicine and Rehabilitation 60:317-319,1979.

26. LaPrade RF: The External Rotation Recurvatum Test Revisited Reevaluation of the Sagittal Plane Tibiofemoral Relationship. The American Journal of Sports Medicine 36,2008.

27. Haims AH: MR Imaging of the Anatomy of and Injuries to the Lateral and Posterolateral Aspects of the Knee. American Journal of Roentgenology 180:647-653,2003.

28. Feipel V: Arterial vascularization of the human thalamus: extra-parenchymal arterial groups. Surgical and Radiologic Anatomy 25:408-415,2003.

29. Tira AJ: The popliteus tendon. The Journal of Bone and Joint Surgery 71:714-716,1989.

30. Last RJ: THE POPLITEUS MUSCLE AND THE LATERAL MENISCUS. The Bone and Joint Journal 32,1950.

31. Kim YC: Tendinous insertion of semimembranosus muscle into the lateral meniscus. Surgical and Radiologic Anatomy 19:365-369,1997.

松本正和：骨折の機能解剖学的運動療法 体幹・下肢, 中外医学社,2015.

마지막으로

'기능해부로 보는 무릎통증의 원인과 치료'에서는 해부와 기능해부학에 대한 지식을 바탕으로 한 평가로부터 병태의 추정과 병태를 이해하고, 이에 더해 운동요법의 힌트에 대해 기재하였다. 조직이 늘어나고 미끄러지고 변형되는 것 등의 개념을 바탕으로 이들을 유연하고 원활하게 실행할 수 있다면 관절가동범위는 비약적으로 개선될 것으로 생각된다. 그 결과, 치료사에게 있어 테크닉이 되는 구축성 통증의 회복을 기대할 수 있다.

눈앞에 보이는 환자에 대해서 우선은 상세하게 압통 소견을 확인하고 거기에서부터 정확한 이학적 소견을 보지만 이것들은 정도의 높은 촉진 기술이 요구된다. 또한, 이학적 소견과 영상 소견을 조합하는 능력도 임상에서는 중요한 스킬이 된다.

여기까지 할 수 있다면 치료의 50%는 충분하다. 운동요법을 실행하는 기술도 중요하지만 병태를 잘못 살피지만 않는다면 큰 어려움은 없을 것이다.

마지막으로 강조해 두고 싶은 것은 치료에서는 근수축을 제대로 실시하는 것이다. 특히 등척성 수축은 관절가동범위나 근력을 회복하는 수단으로도 효과적이다. 목적으로 하는 근육이 적절히 수축하고 있는지를 촉진 하에 확인하면서 치료를 전개하는 것이 적절한 운동요법을 실시하기 위한 요령이다.

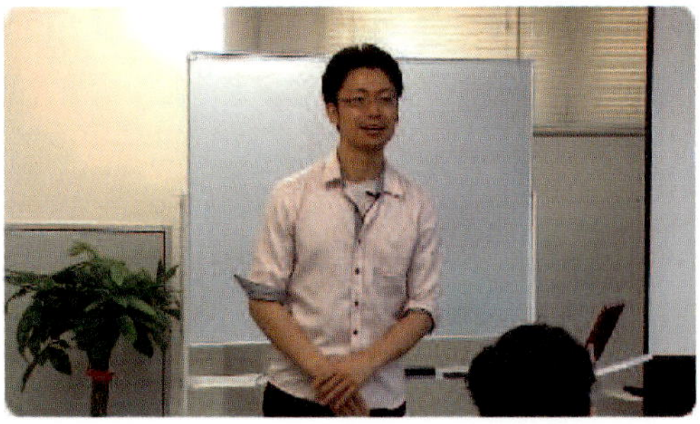